STEFAN LEHNER

Préfaces d'Iréne GROSJEAN et de Brian CLEMENT

JE MANGE CRU

●Éditions
EYROLLES

Éditions Eyrolles
61, bd Saint-Germain
75240 Paris Cedex 05
info@eyrolles.com
www.editions-eyrolles.com

La collection est dirigée par Anne Ghesquière, fondatrice du magazine FemininBio.com pour mieux vivre sa vie !

Dans la même collection :
Happy Détox, Anne Ghesquière
Je ne mange pas de produits industriels, Stéfane Guilbaud
Je mange sans gluten, Audrey Etner, Marion Kaplan
Je mange hypotoxique, Damien Leretaille
Je mange veggie, Ôna Maiocco
Je mange sain en famille, Maëlle Feret
Je me libère du sucre, Marion Thelliez
Je jeûne, Romain Vicente

L'information dans ce livre est présentée à des fins éducatives uniquement. Elle n'est pas destinée à diagnostiquer, traiter, guérir ou prévenir une condition ou une maladie et n'est pas à considérer comme du conseil médical. Le lecteur est invité à prendre ses propres décisions de santé en fonction de son jugement et en collaboration avec un professionnel de santé certifié.

Création de maquette : Hung Ho Thanh
Mise en pages : Facompo, Rouen

© Éditions Eyrolles, 2019
ISBN : 978-2-212-57056-4

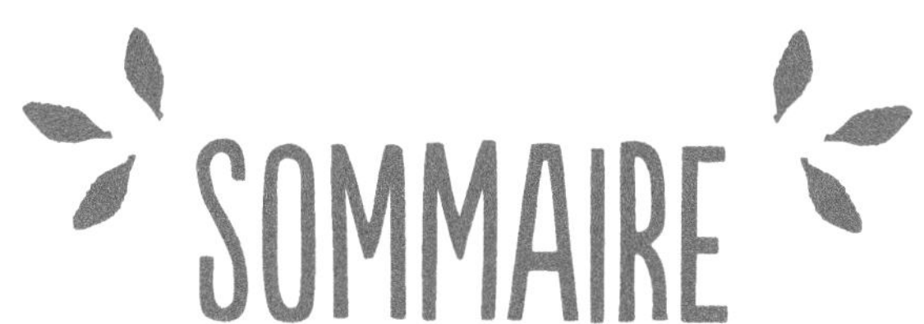

SOMMAIRE

« Toute vérité franchit trois étapes.
D'abord elle est ridiculisée.
Ensuite, elle subit une forte opposition.
Puis, elle est considérée comme ayant toujours
été une évidence. »
Arthur Schopenhauer (1788-1860)

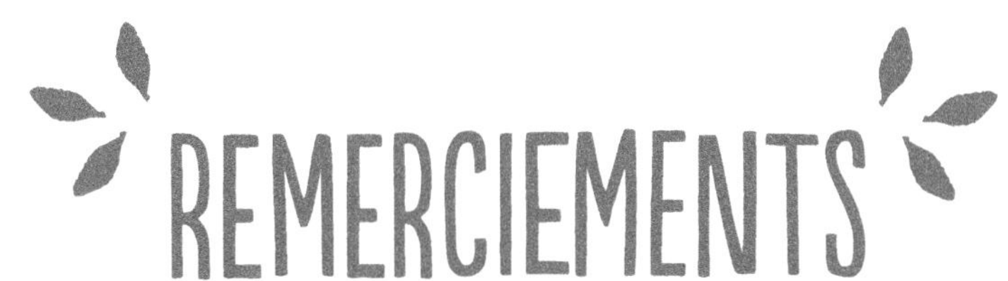

REMERCIEMENTS

Toute chose et chacun nous enseigne :

« J'ai eu plusieurs gourous : une petite fourmi, un fou, un bouc, un homme.

Ils ont été les meilleurs gourous. Une petite fourmi a été un de mes premiers gourous…

Je suis assis dans une chambre, je vois un grain de riz qui tombe.

Oh ! Qu'est-ce que c'est ? Voyons. Oh ! Une fourmi transporte le grain.

Elle monte le long du mur. Elle veut faire rentrer le grain de riz dans le trou, mais il se met de travers.

Il tombe. Elle redescend, recommence.

Et finalement, au treizième essai, elle réussit à le faire entrer dans le trou.

Chaque fois elle changeait l'angle d'approche.

Elle recommence encore et encore, sans tenir compte du temps, sans tenir compte du nombre de fois… Moi-même ai-je autant de patience ? »

Swami Prajnanpad

J'exprime mes remerciements à tous *mes maîtres* qui ont – chacun à sa façon, directement et indirectement, consciemment et inconsciemment, proactif et passif, à un moment donné et dans la continuité, dans un passé lointain et récemment, dans la compréhension et l'incompréhension, dans la bienveillance et la violence, dans le soutien et l'opposition, dans l'encouragement et le questionnement – contribué à ce livre.

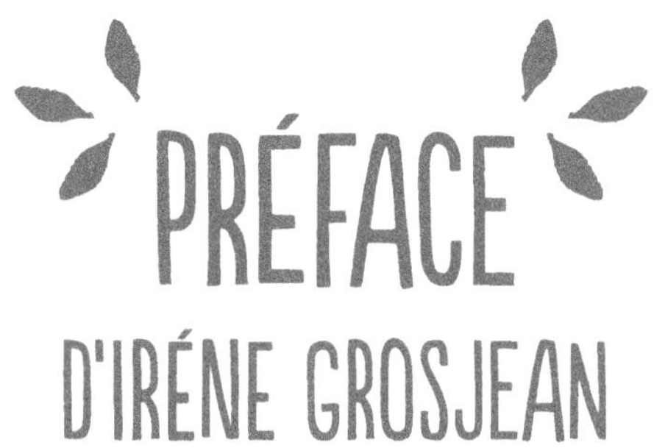

PRÉFACE
D'IRÉNE GROSJEAN

Tous mes compliments à Stefan pour ce merveilleux ouvrage qui, j'ose l'espérer, amènera quantité de lecteurs à retrouver « *le bon sens* ».

Celui d'une *santé vraie, totale et naturelle* qui commence évidemment par donner à notre corps le carburant que son constructeur, qu'en l'occurrence j'appellerai Créateur, a prévu pour son fonctionnement.

Car exactement comme si l'on n'avait donné que de l'herbe et du foin aux vaches, il n'y aurait pas eu de vaches folles. Si les hommes avaient toujours mangé la nourriture végétale et vivante prévue pour leur système digestif, non seulement ils n'auraient connu ni maladies, ni guerres et ni misères de quelque façon que ce soit, mais ils auraient fait de leur vie et de celle de la Terre le véritable paradis pour lequel la nature nous a tout donné...

Iréne Grosjean,
naturopathe depuis 1958

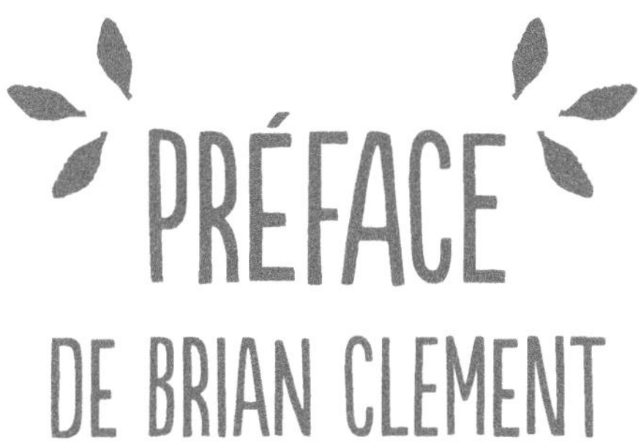

PRÉFACE
DE BRIAN CLEMENT

Le livre de Stefan, *Je mange cru*, propose une approche complète et pratique pour guider les personnes vers un mode de vie qui a fait ses preuves ; celui qui prévient et guérit la maladie et ralentit le processus de vieillissement.

En tant que directeur de Hippocrates Health depuis près de cinquante ans, j'ai observé des centaines de milliers de personnes qui ont adopté un mode de vie d'alimentation crue et vivante. Notre recherche clinique a concrètement démontré que c'est le régime que nous, les humains, sommes censés consommer. Bien que ce soit nouveau pour la plupart d'entre nous, toutes les autres espèces sur Terre mangent – dans l'habitat naturel – de la nourriture non cuite. Nous avons souffert pendant des siècles de la malnutrition et de l'absence de la médecine « phytochimique » que l'on trouve dans des plantes organiques en bonne santé. Aujourd'hui, d'éminents experts considèrent ces nutriments miraculeux comme la découverte la plus importante dans l'histoire de la science nutritionnelle. Chaque aliment non cuit contient des substances phytochimiques uniques qui préviennent et même inversent l'ensemble des maladies.

Stefan présente un programme étape par étape qui, une fois adopté, vous permettra progressivement, mais sûrement, de transformer votre corps et votre esprit en une splendide magnificence. Les aliments d'origine végétale sont devenus le Saint Graal que les personnes dans le monde entier plébiscitent à pas de géant. Au moment où j'écris cette préface, la croissance globale de l'adoption des modes de vie végétaliens est de plus de 1000 % par an.

Ne vous retrouvez pas loin derrière en devenant une autre victime sous le contrôle de l'industrie agroalimentaire et le « big pharma ». Libérez-vous en prenant la responsabilité totale pour toutes vos décisions, y compris les choix alimentaires. Ne vous mettez pas de limites ou de blocages, au risque de ne pas y arriver. Soyez courageux et reconnaissez que c'est votre responsabilité envers vous-même. Ne vous plaignez pas lorsque vous devenez malade et vieillissez prématurément. Permettez-vous un futur passionnément épanoui en alimentant votre système grâce à une nutrition puissante provenant de la terre qu'il mérite. Félicitations à chacun d'entre vous qui a eu la sagesse de permettre à Stefan de vous accompagner à ce retour vers la vie.

Brian Clement,
directeur du Hippocrates Health Institute en Floride

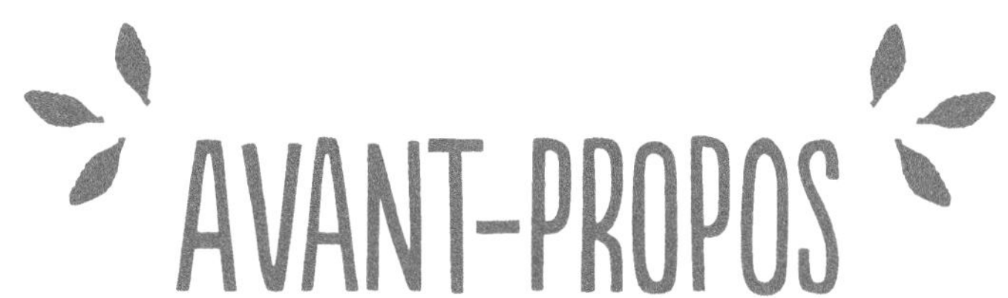

AVANT-PROPOS

« Si faire la cuisine devient d'abord un art plutôt qu'un moyen d'assurer une alimentation juste, alors il y a un vrai problème. »

Tom Jaine, *London Daily Telegraph,* le 19 octobre 1989

La tendance « *raw food* » est bel et bien arrivée en France. La presse féminine parle de « crudivorisme », d'*alimentation crue ou vivante* et de comment faire la cuisine *sans* cuisson. Les livres de recettes crues remplissent les tables des librairies, des bars à jus ouvrent un peu partout et les smoothies sont vendus en supérette. Une nouvelle mode ? Une tendance branchée pour les jeunes filles *hype* en ville ? Un concept alimentaire non équilibré, élitiste, voire dangereux – comme le pensent certains ?

Le mode de vie végétalien est tellement dans l'air du temps que le mot anglais *vegan* (terme qui ne se limite pas à une alimentation sans produits d'origine animale, mais désigne une approche holistique refusant toute exploitation des animaux) a été adopté par la langue française. Les auteurs et les journalistes parlent plutôt de *raw food* que « d'alimentation crue ». Celui qui mange ses aliments en forme *non cuite* est un *raw foodie* plutôt qu'un « crudivore » ou un « crudiste » !

Même si ces anglicismes laissent croire qu'il s'agit d'une énième tendance alimentaire provenant des États-Unis, cela est loin d'être le cas. Certes, c'est en Californie que l'alimentation végane, non transformée et crue a été *redécouverte* il y a environ vingt ans.

Pourtant, l'homme connaît bien l'idée – et les bienfaits – de manger végan et cru depuis bien plus longtemps.

Mais « manger cru », ça veut dire quoi ? Simplement que les aliments ne sont pas exposés à la chaleur (donc à la cuisson). La chaleur étant définie au-dessus de ~ 42 °C (107° Fahrenheit), c'est en effet à partir de cette plage de température (et même un peu plus bas) que la totalité d'enzymes, de phytonutriments et d'oxygène dans les aliments est détruite. De plus, en augmentant la température progressivement, la quantité d'autres nutriments actifs baisse. La chaleur change également l'arrangement chimique des nutriments (on peut le constater quand on se brûle un doigt), ce qui n'est pas forcément bénéfique tant pour la digestion que pour l'absorbabilité des nutriments.

L'argument principal en faveur de l'alimentation crue

Le focus sur la chaleur et la cuisson est primordial pour comprendre la motivation primaire de l'alimentation crue : **maximiser l'apport nutritionnel pour maximiser le potentiel de santé et de bien-être**. Comme les nutriments (comprenant aussi l'eau et l'oxygène) sont le *seul* carburant pour l'organisme, il est logique de vouloir en assurer l'apport en quantité maximale (donc un minimum de nutriments détruits, décomposés ou néfastes), en meilleure quantité (frais, non transformé, organique...) et en qualité absorbable (bon fonctionnement des activités biologiques du corps, digestion...).

Bien entendu, manger cru ne signifie pas « zéro transformation » d'un aliment (fini l'idée de carottes râpées et bâtons de céleri branche comme régime de base). Avec quelques astuces, de nouvelles connaissances, des techniques créatives et des ingrédients habituellement peu utilisés en cuisine traditionnelle, un nouveau monde de plaisir, de gourmandise, de créativité, de couleur et de bien-être se découvre.

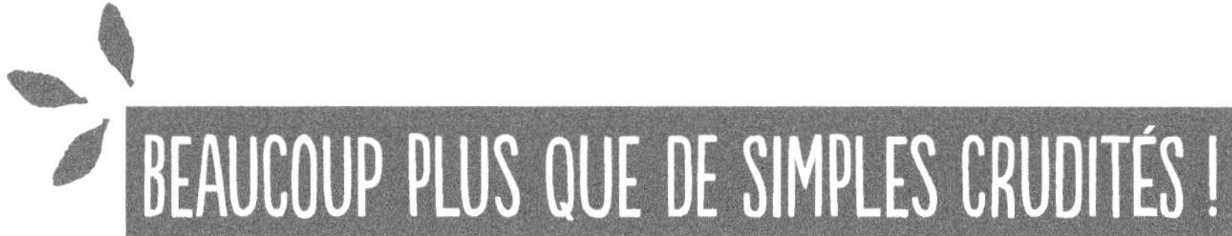

Ne pas confondre « crudités » et « manger cru ». Les crudités (carottes, salades, pommes...) sont crues, d'accord. Manger cru, en revanche, est beaucoup plus varié, divertissant et complexe. Cela inclut un large nombre d'ingrédients qui ne sont pas communément associés aux crudités, comme les algues, les noix et les graines. C'est cette variété d'ingrédients (dans les bonnes proportions) qui permet d'assurer l'équilibre nutritionnel et l'approvisionnement adéquat en macro et micronutriments. De multiples techniques culinaires (broyage, déshydratation, germination...) transforment les aliments en textures lisses, croustillantes, granuleuses, liquides...

Faudra-t-il manger cru parce que c'est « l'alimentation la plus naturelle » ? Premièrement, qu'est-ce que « la plus naturelle » veut réellement dire ? Deuxièmement, comme l'évolution humaine le montre, les modes de fonctionnement d'antan ne sont pas forcément adaptés à notre époque, et cela est aussi potentiellement vrai en matière de nutrition. Ce débat est donc hors sujet. La véritable – et seule – question intéressante est : qu'est-ce *aujourd'hui* qu'une alimentation saine, équilibrée, éthiquement (plus) juste et soutenable dans la durée ? Et là – il semble bien –, le végan cru peut apporter une vraie réponse.

Manger cru n'exclut théoriquement pas la consommation de produits crus d'origine animale (par exemple : steak tartare, sashimi, lait non pasteurisé…). Pourtant, habituellement, le terme « alimentation crue » se réfère implicitement à la végan *raw food*, c'est-à-dire exclusivement aux aliments crus d'origine végétale. En tout cas, ce livre parle exclusivement de l'*alimentation crue et végane*.

C'est quoi une alimentation « normale » ?

D'ailleurs, comment appelle-t-on l'alimentation moyenne de la vaste majorité de la population en Occident ? Celle qui inclut les plats préparés industriellement, le steak-frites, le hamburger, le pain au chocolat et les tartines beurre-confiture ? Alimentation classique ? traditionnelle ? conventionnelle ? quotidienne ? typique ? normale ? synthétique ? Alimentation malsaine ou qui rend malade ? Pour différentes raisons, aucun de ces adjectifs n'est vraiment satisfaisant. L'alimentation reste un *choix personnel*, même si elle a de grandes implications sur la macroéconomie (par exemple, les dépenses pour les services de santé et la productivité sociétale). D'ailleurs, serait-ce plutôt ce deuxième facteur qui fera bouger un jour les lignes en matière d'alimentation, et ce plus rapidement que juste le changement individuel ?

Nombreux sont ceux qui pensent sincèrement manger « sainement » ou « plutôt sainement ». Cette idée se fonde majoritairement sur des croyances anciennes, de l'ignorance et de la crédulité, mais non sur des faits ! À peu près tout le monde a une idée claire d'une « alimentation malsaine ». En revanche, ce qu'on considère d'ordinaire comme « sain » est en réalité souvent très éloigné d'une alimentation véritablement bénéfique, fortifiante, réparatrice et équilibrée. Combien de fois entend-on dire : « Oui, oui, je mange sainement », alors que la personne ne connaît même pas les principes de base d'une nutrition équilibrée ? On se contente d'idées populaires, de vieilles habitudes et de croyances martelées dans la publicité – pour ne surtout pas devoir remettre en question ses certitudes !

Plaisir et santé, des jumeaux qui s'entendent bien

Pourtant, il y a un autre monde à découvrir : une alimentation saine, équilibrée, goûteuse et de grands plaisirs culinaires et gastronomiques. Il s'agit d'une clé puissante pour changer et améliorer le potentiel individuel de bien-être et de santé. C'est un univers où règnent l'envie de manger bien et sainement et où saveurs riches, textures variées et étonnantes, couleurs intenses et gourmandise saine créent une *nouvelle réalité* !

Développer le potentiel de santé et bien-être est bénéfique *et* pour maintenant *et* pour plus tard. Heureusement, le corps réagit positivement au changement du mode de vie (alimentaire), de façon très rapide, visible et clairement perceptible. Car l'idée d'une action *healthy* d'aujourd'hui qui ne pourra avoir de conséquences positives que dans dix, vingt ou trente ans n'est souvent guère motivante. Alors, on préfère se dire : « Je m'en fiche » ou « De toute façon, c'est juste une question de probabilité » ou encore « Je vis maintenant et pas dans un futur lointain » pour justifier un mode de vie sans modération. Qui voudrait faire un sacrifice aujourd'hui comme investissement dans la santé, la vitalité et le bien-être de demain ? Tant que changer son alimentation est vécu comme un sacrifice, personne n'ira très loin. Il semble d'ailleurs que l'incapacité (ou le manque de volonté) de voir le lien entre les choix de vie malsains actuels et les conséquences néfastes de demain soit *le* problème majeur. Donc, on argumente de vouloir « vivre pleinement dans le moment présent » (ce qui est bien en soi) – tendance tellement dans l'air du temps – sans être également prêt à prendre la responsabilité pour des soucis de santé plus tard. C'est comme si on fermait les yeux, pour ne pas voir le danger.

Envie et élan pour aller au-delà des limites imposées

En transformation nutritionnelle, il est important – essentiel même – de trouver ou retrouver la *motivation et l'envie*. Sans cela, une véritable transformation n'est jamais possible ; au mieux, il y aura un changement de comportement de courte durée. La motivation pour se transformer et l'envie de réaliser un but ou un objectif concret (par exemple : perte de poids, retrouver de la vitalité, baisse de tension artérielle…) sont cruciales. Autrement dit, l'élan pour faire différemment constitue le tremplin indispensable pour déclencher la mise en action.

D'expérience, juste enseigner la pratique *(cf. chap. 7, p. 151)* ne suffit pas, c'est plutôt le dernier élément qui accompagne une transformation. Deux bases fondamentales doivent être mises en place au préalable. Pour cela, la partie 1 traite des connaissances principales en nutrition pour trouver des réponses au « pourquoi manger autrement » et dans la partie 2 vous trouverez des informations sur les liens entre état émotionnel ou mental et comportement nutritionnel. Il y a presque toujours un sujet émotionnel qui impacte la relation à la nutrition. Rendre ces éléments conscients peut être le déclencheur nécessaire menant à une alimentation (plus) saine durablement. En tout cas, la partie sur les principes de transformation est une invitation à aller à la rencontre de ses pensées, émotions et voix intérieures par rapport à l'alimentation et au regard que l'on porte sur soi-même.

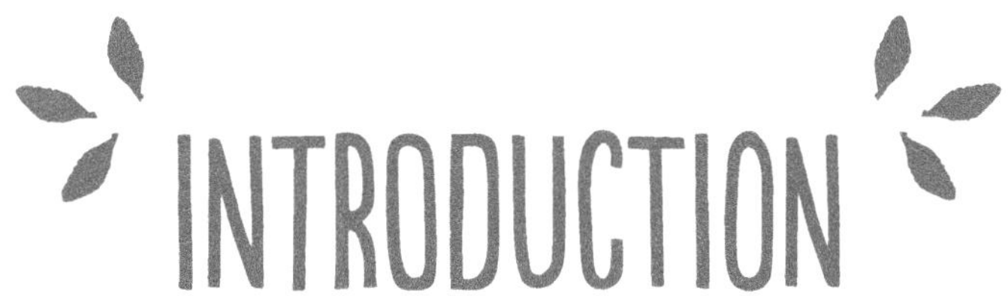

INTRODUCTION

Comment je suis devenu crudivore

En 2007, je n'imaginais pas une seule seconde qu'une petite décision alimentaire m'amènerait sur un tel chemin ! Même si encore aujourd'hui mon alimentation peut surprendre et interpeller, pour moi, c'est devenu un « non-sujet ». Dans mon quotidien, c'est devenu une routine, un automatisme presque, qui ne me « prend pas la tête ».

« … et tu n'as pas de carences ? » Ah, non…

Premier constat après plus de onze ans d'alimentation crue exclusive (manger purement cru et végan tous les jours, tout le temps) : « Ça marche, et même très bien ! » Ainsi, la critique : « Ça ne fonctionne pas dans la durée » ne tient pas. Et même si j'étais la seule exception au monde (ce qui est loin d'être le cas) : une seule exception confirme bien qu'une certitude n'est pas la seule réalité ! Comme le disait déjà Ludwig Feuerbach (philosophe et anthropologue allemand) en 1863 : « Vous êtes ce que vous mangez[1]. »

Je suis en pleine santé, physiquement en excellente forme, mon poids se maintient sans que j'y dédie la moindre pensée et sans compter les calories. Les différentes analyses biologiques ne montrent ni carences ni surplus. Un cancer localisé et un nodule thyroïdien se sont résolus seuls, respectivement en deux et trois ans – et ce sans

---

1. Dans l'essai *Über Spiritualismus und Materialismus, besonders in Beziehung auf die Willensfreiheit.*

pour autant prétendre prouver le lien entre ces deux évolutions heureuses et mon alimentation. En tout cas, le constat est que mon corps a réagi très vite, très favorablement et continue à réagir à mes choix de mode de vie (alimentation, exercice physique, gestion du stress et des émotions…). Ce qui montre bien que le corps humain a une capacité extraordinaire d'autoguérison, quand il est exposé à des conditions favorables et à un environnement bénéfique.

La bonne cuisine autrichienne

J'ai grandi en Autriche, dans une famille où l'on fait la cuisine à la maison. Escalope viennoise, goulasch, choucroute, *apfelstrudel* et gâteau au chocolat, on mangeait de tout. Tout était fait maison, jamais sorti ni d'une boîte ni d'un sachet. Les pommes de terre pour la délicieuse salade étaient cuites à la maison, avant d'être épluchées à chaud, pour ensuite être coupées en rondelles et marinées. Les gâteaux, la brioche et les biscuits de Noël venaient toujours de notre four et pas de celui de la boulangerie. Bref, il n'y avait pas de plats industriels transformés à la maison.

À l'université et durant mes premières années de travail, je n'ai pas fait attention à mon alimentation, sans doute par paresse, innocence et ignorance. Manger était alors pour moi comme « fournir du carburant à mon corps ». Une tartine, une pizza, aussi des légumes… tout était « OK », tant que c'était bon (et rapide et simple à préparer). Rétrospectivement, je me rends bien compte que je ne comprenais pas du tout le lien étroit entre nutrition et santé. J'ignorais l'impact du mode de vie sur le potentiel de bien-être. Je ne faisais pas vraiment attention à ce que je mangeais. Tant que c'était bon et que ça avait du goût, c'était parfait pour moi. N'étant pas conscient de ma propre responsabilité sur mon corps et ma santé, je me comportais comme la majorité des personnes aujourd'hui.

Miroir, miroir, qui est le plus svelte ?

Ma transformation alimentaire a démarré non pas par une prise de conscience, sinon par pure vanité, et ce du jour au lendemain. À 33 ans, j'avais commencé à gagner quelques kilos et j'ai remarqué un manque d'énergie physique et de vitalité globale. À ce moment, le 9 août 2007, *j'ai pris la décision* de perdre du poids et de retrouver ma vitalité physique d'antan. Qui aurait pu imaginer les implications à long terme de cette décision ?

J'avais juste la motivation de perdre quelques kilos superflus pour ne surtout pas me retrouver dans la même situation que tant d'hommes entre 30 et 40 ans que je fréquentais au travail : gain de poids, début d'un ventre et de « poignées d'amour », teint terne, fatigue, manque de vitalité. La vanité était ma force motrice. Sans rien connaître en nutrition équilibrée et saine, j'ai juste employé mon sens commun : « Manger plus de légumes et de fruits, supprimer la viande, réduire le pain et les sucreries ! » Bien sûr, le résultat a été visible très rapidement : les kilos partaient tout seuls, sans le moindre effort. Je retrouvais une vitalité et un niveau énergique plus élevés – en fait, comme je n'en avais jamais connu. Un peu plus tard, l'impact sur la digestion, la peau et le tonus général était également perceptible.

En parallèle, j'ai commencé à lire des ouvrages sur la nutrition. Livre après livre je comprenais un peu mieux le rapport entre nutrition et santé, le corps humain et les risques néfastes de certains aliments. Par conséquent – très naturellement –, j'ai continué à progressivement éliminer différents aliments (sans jamais me forcer). Ainsi, en douze mois, je suis passé de « je mange de tout » à végétarien puis végétalien. Un à un, la viande, les produits laitiers, les produits contenant du gluten et le poisson – plus tard aussi les produits industriels à base de soja – ont disparu de mon alimentation, remplacés par beaucoup de légumes et beaucoup de fruits (trop de fruits, comme je le sais aujourd'hui). Étape par étape, j'ai « épuré » mon alimentation.

Supprimer des aliments pour enfin devenir gourmet

Cela peut paraître paradoxal, pourtant c'est en devenant végan et plus puriste dans mon approche alimentaire que je me suis beaucoup rapproché de la culture gastronomique française. D'un coup, la qualité primait sur la quantité, le goût et les saveurs gagnaient en importance et je devenais plus sensible aux textures et aux finesses des mélanges. De plus, j'ai pris un grand plaisir à parler de nourriture, de recettes et à faire la cuisine. C'est sans doute à ce moment-là – à ma propre façon, non conventionnelle – que j'ai adopté une partie de la culture de mon pays d'accueil, la France.

Le focus sur mon bien-être physique m'a conduit à faire un séjour de jeûne à l'étranger. C'est là-bas que l'alimentation crue s'est présentée à moi *via* le magazine anglais *Get Fresh!*[1] spécialisé dans la *raw food*. Ce fut comme une révélation, je dévorais tous les anciens numéros, je faisais des recherches sur Internet pendant des heures et commandais des livres. La liste de recettes à tester dès mon retour du jeûne (granola cru, sauces pour les salades à base de graines et noix, des pâtés de légumes, des crackers...) était longue. C'est à ce moment-là que j'ai commandé mon premier extracteur de jus ! Bref, j'étais très excité à l'idée de manger cru, de manger bien et sainement. *Cela résonnait très fort en moi.*

Retour sur les bancs de l'école

Dès mon retour à la maison, j'étais un véritable « crudivore converti », m'inspirant de livres de recettes (à l'époque provenant essentiellement des États-Unis), testant de nouveaux ingrédients, achetant des

---

1. Le magazine *Get Fresh!* a cessé de paraître en 2015.

équipements de cuisine, mangeant dans des restaurants spécialisés lors de mes voyages. C'était littéralement un nouveau monde dont l'exploration approfondie m'a provoqué un énorme plaisir. Au fur et à mesure, ma bibliothèque sur le sujet s'est enrichie et a dépassé deux cents livres.

De plus, je pensais au gain de temps en cuisine – ce qui s'est révélé plus tard une fausse croyance, bien sûr. À ce propos, premier constat après onze ans d'alimentation crue tous les jours : manger cru ne fait pas gagner du temps, si on compare cela à faire la cuisine de manière conventionnelle (cuire les légumes, rôtir la viande...). De toute façon, faire réchauffer un plat transformé au micro-ondes sera toujours plus rapide. Deuxième constat : le plus important pour déclencher une transformation est *l'élan pour*, *l'envie*. Les arguments factuels (par exemple les propriétés néfastes de certains aliments) ne suffisent jamais pour démarrer une transformation nutritionnelle. Chacun doit trouver sa propre motivation pour le changement, comme l'envie de perdre du poids, de se sentir mieux physiquement, de plaire à l'autre ou l'élan éthique de ne plus manger de produits d'origine animale.

Adopter l'alimentation crue n'était que le début d'un chemin inattendu à l'époque. Des années plus tard, j'ai quitté mon poste de manager, je suis parti aux États-Unis pour me former en tant que « Health Educator » au Hippocrates Health Institute (à mon avis, le meilleur endroit au monde pour se familiariser avec l'alimentation crue et vivante), expérimenter dans mon propre corps l'impact de la nutrition saine et plonger dans les études scientifiques et cliniques sur ce sujet. Ont suivi une formation pour devenir Executive Coach puis la création de mon entreprise dans le domaine de l'accompagnement individuel et collectif.

Je ne me suis, à aucun moment, forcé de suivre un certain régime ni de devoir manger d'une certaine façon. Jamais. Depuis, jamais non plus je n'ai eu de sentiment de privation. J'observe juste une très grande satisfaction à l'impact de la nutrition sur mon corps et à la préparation de plats goûteux ! L'approche « étape par étape » me convenait visiblement (d'autres types de transformations sont possibles, nous le verrons ultérieurement). Une étape s'imposait naturellement à une autre.

Ce que onze ans de pratique m'ont enseigné

Rétrospectivement, mon chemin personnel en tant que « crudivore » se caractérise surtout par l'apprentissage et la pratique. En 2007, moment du début de ma transformation alimentaire, il y avait déjà une littérature anglo-saxonne importante sur le sujet.

On apprend en marchant

L'expérience personnelle est *la* clé pour réussir dans la durée. Cette compréhension ne s'acquiert pas en quelques semaines. Cela prend des mois, voire des années.

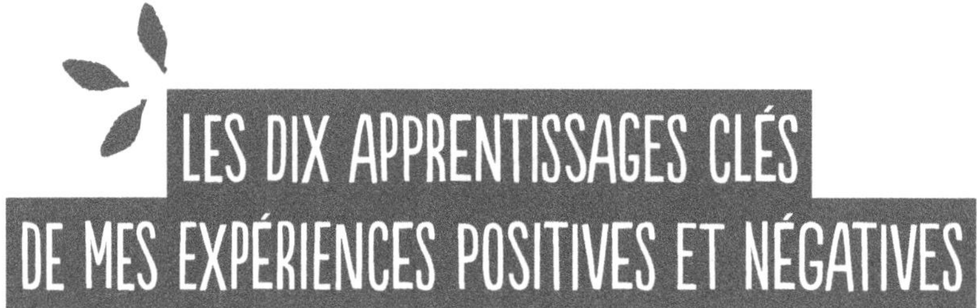

1. **Un équipement de cuisine performant placé en permanence sur le plan de travail.** En plus des basiques couteaux et râpes, j'investissais d'abord dans un extracteur de jus, puis dans un blender puissant. J'y rajoutais (beaucoup) plus tard un robot puissant et un déshydrateur.

2. **Le corps humain réagit très vite et de façon visible à un mode de vie équilibré et à une nutrition saine.** Notre corps n'est pas juste « notre temple », mais un instrument miraculeux d'autoguérison ! En même temps, un peu de réalisme : « les dommages » infligés au corps pendant des années ou décennies ne peuvent pas disparaître en deux ou trois semaines. Les effets bienfaisants évidents de l'alimentation crue incluent le poids « idéal » et son maintien sans effort, la peau lisse, douce et ferme, la digestion facile et régulière, une vitalité générale, l'absence de cernes et l'absence de carences. D'autres effets, plus difficiles à prouver, peuvent inclure une clarté mentale, une gestion facile du décalage horaire, la disparition de maladies (plus ou moins) graves, une ouverture émotionnelle et spirituelle.

3. **Attention à ne pas manger trop gras :** consommer trop d'huiles et trop de noix est souvent une tentative déguisée pour retrouver une densité calorique. Le bon équilibre journalier entre lipides (gras), glucides (féculents) et protéines est important. Cela s'apprend et se comprendra intuitivement dans la durée. À ce propos, manger cru n'est pas différent de l'alimentation traditionnelle ou conventionnelle : avoir une connaissance minimale pour s'assurer du bon apport en nutriments. Une transformation alimentaire est justement le bon moment pour comprendre les principes de base. En tout cas, trop de matières grasses peut rendre fatigué et « mou ».

4. **Attention à ne pas manger trop d'aliments déshydratés.**
    Cela augmente le besoin de compenser le manque d'eau
    par plus de consommation de liquide. Le focus doit rester
    sur les aliments riches en eau (toutes sortes de légumes et
    feuilles, graines germées et jeunes pousses, algues, fruits).
    L'eau dans les aliments constitue la meilleure qualité d'eau.
    Elle est parfaitement absorbable par l'organisme.

5. **Un potentiel manque en protéines est simple à éviter.**
    Connaître l'utilisation des graines (par exemple : graines
    de chanvre, graines de chia et graines de tournesol) et
    d'autres sources de protéines d'origine végétale permet
    même à un athlète de soutenir la construction de la
    masse musculaire. La fatigue musculaire lors des efforts
    athlétiques et l'envie de manger de la viande peuvent
    indiquer un besoin protéinique non satisfait. Une semaine
    de doses de rattrapage élevées en protéines véganes crues
    suffit généralement pour rétablir un équilibre nutritionnel
    et retrouver une bonne performance musculaire.

6. **Sans parler de l'apport nutritionnel, consommer des
    aliments très variés est important pour une autre raison :**
    diversifier les goûts, les textures, les couleurs et le plaisir
    gustatif – et ne jamais s'ennuyer. Et en même temps, il est
    important d'écouter son corps, si jamais il y a des aliments
    difficiles à assimiler et à digérer. À titre personnel, par
    exemple, je n'arrive pas à bien digérer les graines de lin. Peu
    importe la forme (sauf en huile), le lin ne me convient pas.
    Par conséquent, je ne l'utilise pas et depuis des années je
    le remplace par d'autres graines (psyllium, graines de chia).

7. **Arrêter de croire en la vertu d'un mono-nutriment, « tendance » du moment.** Les études sur les propriétés d'un mono-nutriment (et par conséquent les revendications positives de tous les aliments qui en sont riches) ne prennent pas en compte deux facteurs essentiels. *Primo*, chaque aliment contient de multiples nutriments qui – en plus – interagissent entre eux (ce qui influence leur absorption). *Secundo*, le corps humain est d'une complexité remarquable. En vérité, nous ne comprenons toujours pas vraiment le processus de l'assimilation interdépendante des nutriments.

8. **Manger cru n'est pas un régime !** C'est un mode de vie. Celui qui tourne autour de l'envie de prendre soin de soi-même et du corps, de trouver du plaisir, du succulent et de la gourmandise dans les aliments sains. Il peut y avoir aussi des raisons éthiques. En tout cas, c'est un libre choix ! Souvent la question suivante est posée : « Mais, tu n'as pas le droit de manger ça, n'est-ce pas ? » La réponse juste : « J'ai le droit de tout manger, je n'ai juste pas envie et/ou j'ai décidé de ne pas manger ça ! » La nutrition reste, avant tout, un choix personnel.

9. **La contrainte et la renonciation sont des bases fragiles :** tant qu'une transformation vers l'alimentation crue (ou juste vers *plus* de cru) est considérée comme un sacrifice, la réussite dans la durée ne sera jamais au rendez-vous.

10. **Les restaurants spécialisés en alimentation crue sont des sources d'idées intéressantes et stimulantes pour sa propre cuisine.** De plus, ces sorties peuvent être des moments de célébration et d'indulgence : « célébrer » la gourmandise en donnant plus libre cours aux tentations caloriques.

Au fur et à mesure que l'on mange sainement, le corps « réclame » naturellement de plus en plus d'aliments sains. C'est comme s'il devenait « addict » au jus vert et aux feuilles foncées dans les salades ! Si cela est scientifiquement difficile à prouver, c'est pourtant une expérience partagée par nombre de personnes mangeant cru et végan.

L'expérience personnelle et tester « ce qui marche pour moi, ce qui ne marche pas pour moi » est déterminant pour réussir dans la durée !

Remettre en question les modèles nutritionnels

Préparation et absorbabilité des aliments, deux questions rarement posées

Nutritionnistes, diététiciens, gastronomes, gourmets et gourmands, producteurs, industriels, végétariens, végétaliens – chacun a sa vision de la santé, de la nutrition et de l'alimentation quotidienne. Les goûts, le savoir-faire, la connaissance, les motivations et les enjeux économiques sont différents pour chacun. Il est donc logique qu'il y ait tant d'opinions, de convictions et de propositions en la matière.

Toujours mettre en question des certitudes

Il y a cependant trois questions spécifiques qui sont rarement discutées, comme si on préférait les ignorer. Pour ne pas devoir prendre en compte certaines réponses et faits indéniables ? Pour ne pas devoir remettre en question des comportements, des croyances et façons de produire et préparer des aliments ?

La première question concerne *l'impact de la façon de préparer* un aliment. Rarement une différence est faite entre le contenu nutritionnel d'un aliment qui change en fonction de son état (cru *versus* cuit, différents types de cuisson comme la vapeur, bouillir, griller ou au four).

La deuxième question importante à poser est celle de *l'impact du facteur « temps »* sur le contenu nutritionnel d'un aliment (mûr *versus* non mûr, fraîchement récolté *versus* une chaîne de transport longue). S'y ajoute également la qualité du sol qui influence directement celle de notre nourriture (sol riche ou appauvri en minéraux…).

Ces facteurs influent nettement sur le niveau et la qualité nutritionnelle de la nourriture, et pourtant on en parle peu. L'exposition à la chaleur change la structure chimique et moléculaire d'un élément – et cela n'aurait pas d'impact sur un aliment ? On entend dire que la cuisson adoucit la fibre – pour la rendre plus digeste ? pour « faire émerger » les nutriments ? En revanche, qui pose la question de l'impact de la chaleur sur la quantité et la qualité de nutriments ?

Puis, la troisième question qu'on préfère négliger concerne *l'absorbabilité des nutriments*. La quantité absorbable dépend, entre autres, du bon déroulement des fonctions biologiques du corps. Même si les activités physiologiques sont bien connues, un grand mystère demeure autour des détails de ces processus intérieurs. Autrement dit, *comment* et par *qui* et *quoi* chaque microprocessus est-il véritablement impacté ? Ce n'est pas parce que tel aliment est riche en nutriments qu'automatiquement l'intégralité de ceux-ci arrivera bien dans les cellules du corps.

Le même manque de questionnement s'observe par rapport aux nutriments non organiques. Encore aujourd'hui, de nombreux composants de compléments alimentaires proviennent de sources non organiques (d'origine non vivante, comme les pierres, les coquilles…) ou de la production chimique et synthétique. Qui s'interroge sur ce que son corps peut *réellement* métaboliser et *combien d'effort* cela lui coûte ?

Se nourrir est plus qu'une simple question de survie

Le corps humain est un miracle : plus résistant qu'on ne le pense, il est exposé à beaucoup d'influences néfastes, dont la nourriture malsaine, indigeste et sans valeur nutritionnelle véritable. Certes, on pourrait dire que cela est justement son rôle : « être fort et résistant ». Par conséquent, est-ce que le corps humain serait purement préoccupé par « sa survie », mobilisé par la recherche de peu de nutriments dans les assiettes, se consacrant à l'élimination de substances toxiques ou potentiellement nuisibles ? Et qu'en est-il de son rôle de faire émerger une belle peau lumineuse, de maintenir son poids idéal sans effort, de se sentir à l'aise dans son corps, de procurer santé, vitalité, force et vibrance ?

Survivre ou être pleinement épanoui ?

Bien sûr, l'homme arrive à survivre, mais à quel prix ? Quelques maux, dits « normaux », des brûlures d'estomac après le repas, le nez perpétuellement bouché, un peu de fatigue digestive, des cernes… C'est de cette survie qu'on parle !

Et pourtant, un autre état physique (et par conséquent potentiellement aussi un autre état psychique et émotionnel) est possible ! Oui, une autre voie existe, accessible à tous. Soit l'essence même de l'expression anglaise « *thrive, not just survive* » (prospérer, non pas juste survivre). Cet état de plein épanouissement peut devenir une vision stimulante et une ambition réaliste. Les petits maux et la fatigue chronique qui disparaissent, la clarté mentale qui augmente, un corps fort et résistant qui permet d'être au top de son potentiel physique. En un mot, la « super santé » doit légitimement être l'objectif principal. Pour que chacun puisse enfin se concentrer sur vivre sa vie, sur la quête de ses envies. *Un corps fort et sain en plein potentiel physique n'est pas un rêve, mais de l'ordre du possible pour chacun.*

La recette magique en matière de nutrition n'existe pas

Aujourd'hui, nous vivons dans un monde où l'idée de la solution rapide et magique – le *quick fix* – fait partie du quotidien. Que cela marche ou pas, il appartient à chacun de décider. En matière de santé physique et de bien-être corporel, en revanche, *cela ne marche jamais*. Une pilule pour un mal, un complément « alimentaire » ou un régime peuvent temporairement avoir un effet. Pourtant, généralement, cela ne traite que les symptômes et non la cause.

Pour chaque effet (par exemple, un mal physique), il y a une cause. Et bien évidemment, mieux vaut trouver cette cause *avant* de pouvoir trouver une solution efficace qui marchera *dans la durée*.

La pilule de vitamines le matin ? Voulez-vous y croire vraiment ? Pourquoi la prendre ? Pour calmer sa mauvaise conscience, par espoir que cela aide ou juste par insouciance ? Avec une forte probabilité, il s'agit d'ingrédients d'origine inorganique et/ou synthétique, donc difficiles à absorber pour le corps. De plus, le processus de production industrielle risque de toute façon de rendre une partie des nutriments inactive. Boire un jus de légumes fait maison sera plus efficace. Donc, la probabilité sera maximisée pour que ces nutriments puissent vraiment être *récupérés* par l'organisme et effectivement utilisés pour le bon maintien des processus biologiques du corps.

Une manière inspirante est de voir la guérison comme *un changement de conscience* ! Le corps humain est une construction miraculeuse avec la meilleure pharmacie intégrée. Il sait produire des diurétiques, analgésiques, tranquillisants, somnifères et antibiotiques, en dosages adéquats et administrés au bon moment, avec des effets secondaires minimes ou inexistants. Pour cela, il est important de le fortifier, de bien le nourrir et, plus généralement, de bien s'occuper de lui. En général, les raisons principales d'un mauvais état de santé sont toujours influencées par les choix de mode de vie et de nutrition : manque de nutriments, manque d'oxygène au niveau cellulaire, accumulation de toxines et poisons, manque de vitalité lié au stress, contrariétés émotionnelles et peurs. En même temps, cela veut dire que de bons choix peuvent aussi *positivement influencer* l'état physique.

Une cure de jus frais ou une semaine de détox pour retrouver le niveau d'énergie d'il y a vingt ans ? L'idée serait donc de faire un peu n'importe quoi et de manger n'importe comment pendant des années, puis d'être « sage » pendant une ou deux semaines – et tout irait bien ? Si cela était le cas, tant mieux ! Pourtant, il s'agit d'une illusion à laquelle encore trop de personnes veulent continuer à croire. Il n'y a pas de raison à chercher une morale selon laquelle il faut « travailler dur pour le bonheur et un corps en bonne santé ». En revanche, les faits montrent bien que l'état physique est énormément influencé par le mode de vie *dans le temps* ! Le corps est le canevas sur lequel sont peintes les conséquences des choix de mode de vie et d'alimentation.

L'illusion du « quick fix »

La mauvaise nouvelle est que le *quick fix* (par exemple, un week-end de détox, deux mois de régime) ne peut pas gommer tous les dommages.

Certes, cela peut être un excellent point de démarrage d'une vie plus saine, mais il est important de faire preuve de réalisme en matière de nutrition. Après des années d'insouciance et indulgence alimentaire, un peu plus de quelques semaines – malheureusement – sont nécessaires pour renverser la situation. Même si le corps a un potentiel d'autoguérison extraordinaire, pour renverser un (grand) problème de santé *via* un changement de mode de vie, un *certain* temps est requis. Parfois, en cas de graves maladies, la personne n'en dispose plus. Mieux vaut donc éviter d'en arriver là et prendre soin de son corps beaucoup plus tôt.

CE QUE « *MANGER* » SIGNIFIE POUR MOI !

Voici quelques questions qui vous permettent de mieux identifier le rôle de la nourriture dans *votre* vie. Notez les réponses spontanément, sans vous censurer ou juger ! Toute réponse est une « bonne » réponse, car elle montre ce qui est présent *pour le moment*.

En trois mots, « manger » pour moi signifie... (par exemple : santé, plaisir, convivialité...) !

Quand je pense à la nourriture, cela m'évoque... (par exemple : remplir mon ventre, un repas bio sans goût, une célébration de la vie...)

Pour moi un bon repas doit être/est... (par exemple : chaud, coloré, organique, sain, équilibré, avec de la viande...)

Quand je laisse parler mes voix intérieures que normalement je préfère faire taire, elles me murmurent quoi par rapport à ma nutrition ? (par exemple : la nourriture est mon seul véritable plaisir dans la journée, je souffre de mon surpoids...)

Vos réponses vous donnent des pistes à creuser ou des croyances limitantes à envisager de remettre en question ! Soyez toujours dans la bienveillance vis-à-vis de vous-même.

Partie 1

POURQUOI MANGER CRU ?

Une réponse simple à la question « pourquoi manger cru ? » : **pour maximiser l'apport en nutriments et ainsi soutenir au mieux le corps et optimiser le potentiel de bien-être, vitalité et santé.** D'où l'importance de mieux comprendre les grands principes en nutrition, de connaître les grandes familles de nutriments et le fonctionnement du corps humain.

Chapitre 1

DES CLÉS POUR COMPRENDRE L'ALIMENTATION CRUE

Un essai de définition

Une définition complète de l'alimentation crue a été établie lors de trois sommets (International Living Food Summits en 2006, 2007 et 2009) au Hippocrates Health Institute en Floride. L'objectif était d'échanger sur le sujet et de se mettre d'accord sur un standard en matière de nutrition pour une santé optimale. À chaque rencontre, des experts de l'alimentation crue de différents pays se réunissaient pour arriver à quinze principes – basés sur des évidences scientifiques – d'un mode de vie optimal pour la santé et la longévité :

1. végan (zéro produit d'origine animale, ni cuit ni cru) ;
2. produits issus d'une production biologique (« organique ») ;
3. produits non transformés, produits entiers ;
4. manger au moins 80 % cru (le reste étant végan, non transformé et bio) ;

5. riche en vitamines, antioxydants et phytonutriments ;

6. riche en minéraux ;

7. contient une quantité significative d'aliments verts riches en chlorophylle ;

8. contient une quantité adéquate de protéines complètes de source végétale ;

9. fournit une excellente hydratation à travers de l'eau pure et une proportion importante d'aliments riches en eau ;

10. inclut des jus de légumes crus ;

11. contient tous les acides gras essentiels provenant de sources végétales naturelles ;

12. apport calorique modéré, pourtant adéquat ;

13. contient du sucre (simple) à taux faible à modéré et exclusivement de sources non transformées (le fruitarisme, c'est-à-dire manger prioritairement des fruits, est fortement déconseillé) ;

14. contient de quantités minimales de sel non traité, en fonction du besoin de chacun ;

15. optimal, nutritionnellement parlant, pour la détoxification et la reconstitution.

D'autres recommandations complètent cette vision exhaustive de l'alimentation crue :

- il est conseillé de manger des aliments mûrs, de saison et de provenance régionale ;

- des déficiences en vitamines B12 et D3 sont des causes et risques de problèmes de santé mentale et physique pour tout le monde indépendamment du régime alimentaire. La prise de compléments alimentaires végans de vitamine B12 est impérative. Des niveaux adéquats en vitamine D peuvent être maintenus grâce à une exposition au soleil suffisante. Dans le cas contraire, la prise de compléments alimentaires végans de vitamine D3 est conseillée ;

- l'ajout de « super-aliments » et d'autres compléments alimentaires végans est conseillé, mais ne doit pas remplacer le mode de vie optimal décrit plus haut ;
- la consommation de substances caféinées et/ou addictives (même crues), comme le cacao, chocolat, café, thé caféine et l'alcool, est fortement déconseillée ;
- sont conseillés également l'exercice physique, l'exposition au soleil et la recherche d'un équilibre psychologique. S'y ajoute l'évitement de toxines environnementales et de produits toxiques. De l'eau pure est primordiale, ainsi que l'utilisation de vêtements en fibres naturelles et de produits de soin et d'entretien non toxiques.

En synthèse, l'accent est mis sur les sources alimentaires végétales, la veille sur le bon équilibre nutritionnel ainsi que l'apport adéquat en nutriments. Par conséquent, il y a un certain nombre d'aliments (la viande, le pain, la pizza, le café, l'alcool…) – certains diraient un grand nombre – qui est supprimé selon cette définition. Avant de s'inquiéter qu'« on ne pourra plus rien manger », il est important de rappeler que le monde végétal offre une liste très vaste d'ingrédients (graines, algues, noix, légumes…), qui permettent justement de multiplier les expériences goûteuses, riches en saveurs, en textures variées et en couleurs intenses.

Manger cru et végan peut s'intégrer dans un mode de vie global, qui n'inclut pas seulement la nutrition, mais également une conscience corporelle, la responsabilisation de soi, la quête d'une communication juste et une connexion vraie avec l'environnement et autrui, le respect de la nature, des animaux et de la planète, et la recherche d'un équilibre émotionnel, spirituel et mental.

Alimentation crue, vivante, *raw* – un véritable mode de vie

Comme déjà mentionné, l'intention, la préoccupation majeure et le but *in fine* d'un *raw foodie*[1] sont la maximisation de l'apport nutritionnel. Le but est de fournir au corps le maximum et la meilleure qualité de nutriments nécessaires pour le bon fonctionnement d'activités biologiques du corps. S'y ajoute l'idée d'éviter la consommation de substances et aliments néfastes ou « sans intérêt nutritionnel ».

Il s'agit de l'équivalent de se procurer le carburant le plus pur pour sa voiture de luxe, qu'on aime beaucoup et dont on a un plaisir fou à prendre soin. Quoi de plus logique, constructif et normal que de vouloir prendre soin de son corps, le seul qu'on a pendant toute sa vie ? Au-delà d'être responsable pour soi-même, il s'agit également de vouloir réduire et d'éradiquer divers maux physiques. Pour certains, l'idée de longévité est très motivante. Cela dit, le plus important est de pouvoir voir et sentir l'impact positif de son alimentation *dès aujourd'hui*.

Pour d'autres encore, le déclencheur principal est une considération éthique par rapport à la consommation de produits d'origine animale. En soi, cela est une approche aussi valable. En effet, les conditions misérables, l'élevage de masse et la vie indigente du bétail aujourd'hui invitent plus que jamais à considérer cette réflexion. En revanche, quand une personne devient végan seulement pour cette raison, il lui manque souvent cruellement la notion de nutrition équilibrée. Pourtant, elle est vitale ! Et cela se voit parfois dans les visages

---

1. Raw foodie = *crudivore*. Exemples d'autres styles alimentaires : *végétarien* (exclut la consommation de chair animale), *pesco-végétarien* (exclut la consommation de chair animale, sauf le poisson et les crustacés), *végétalien* (exclut toute consommation de produits d'origine animale), *semi-végétarien* ou *flexitarien* (flexible dans la pratique végétarienne), *fruitarien* (consomme en vaste majorité des fruits), *régime paléolithique* (inspiré de *l'imaginaire* de la façon dont la population du Paléolithique mangeait).

ternes et gris, le teint sans luminosité – signe qui pointe presque sans ambiguïté un manque criant de micronutriments, surtout en vitamines.

La distinction entre végan, manger cru et alimentation vivante

Il y a une très grande différence entre être végan et manger cru ! On peut bien être végan et pourtant toujours manger de façon malsaine, comme on peut également manger non équilibré en cas d'alimentation crue. Les supermarchés, même biologiques, sont pleins de produits transformés et industriels offrant peu de nutrition véritable : la pizza végan, la saucisse à base de soja, le tofu grillé, le sandwich végétalien et les cookies végans... On peut ainsi vite composer une assiette sans y mettre un seul morceau de légume frais. On peut bien se rassasier en ne mangeant que des plats transformés (issus de la production industrielle), des conserves, des sachets et des boîtes. Ce qui, bien entendu, n'a plus rien à voir avec une alimentation saine, vitale et vitalisante ! Le niveau de transformation d'un aliment fait toute la différence.

RÈGLE SIMPLE

Plus on transforme un produit (via la cuisson, le processus industriel...), moins il y a de nutriments ! Pas forcément aucun, mais moins !

L'alimentation crue est, comme nous le disions précédemment, une alimentation exposée à une chaleur maximale de 42 °C. « Cru » ne veut donc pas dire « zéro transformation », mais travailler en cuisine à basse température (afin de garder un maximum de nutriments intacts). La bonne nouvelle est que même en dessous de 42 °C, on peut faire énormément de belles transformations et créations culinaires.

Et pourtant, dès la récolte, un aliment n'est plus vivant, même si des nutriments restent actifs. L'aliment va progressivement se détériorer et perdre des nutriments. À la suite de la pasteurisation, processus pour stabiliser un aliment dans la durée, l'aliment n'est plus cru. Certes – argument avancé par les défenseurs de la pasteurisation –, cela permet de rendre des bactéries néfastes inoffensives. Mais beaucoup de nutriments sont aussi détruits ou rendus inactifs et inabsorbables par le corps.

L'alimentation vivante désigne des aliments crus et qui, en plus, contiennent encore de *la vie* à l'intérieur. Ils sont de deux types : l'aliment véritablement vivant est celui dont uniquement l'environnement est vivant. *Le seul aliment véritablement vivant* lors de l'acte de manger est la *graine germée et la jeune pousse*. Celles-ci sont ingérées au moment même où elles continuent leur cycle de croissance (et pour cette raison sont très concentrées en nutriments). La consommation abondante de cette source riche en nutriments est bien digeste et donc particulièrement conseillée, car aucun nutriment n'est « perdu » en route.

En revanche, les produits fermentés (par exemple, la choucroute authentique) – certes très bénéfiques pour l'organisme – sont techniquement eux-mêmes non vivants, sinon entourés d'un environnement vivant (les bactéries vivantes). Contrairement aux aliments véritablement vivants (graines germées), c'est le contenu en bactéries vivantes qui est intéressant, surtout pour l'appareil digestif.

*Un aliment vivant est forcément toujours cru,
un aliment cru n'est pas forcément vivant !*

ALIMENT VIVANT

(Sur l'arbre ou l'arbuste, en train de pousser
et de mûrir, graines germées)

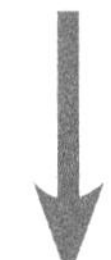

ALIMENT CRU

(Une fois récolté, l'aliment n'est plus vivant)

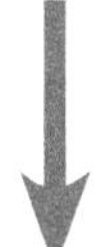

ALIMENT TRANSFORMÉ

(Pasteurisation, cuisson, processus industriel…)

C'est toujours une question de dosage

Une autre précision et distinction est importante dans l'ère de production industrielle de masse : un aliment cru n'est pas automatiquement bon pour la santé. En effet, manger un pot entier de beurre d'amande fabriqué à basse température est une très mauvaise idée. En utiliser une cuillère dans une préparation salée pour remplacer la margarine, voilà, en revanche, une bonne idée ! *Idem,* consommer de manière excessive des barres énergétiques crues disponibles en supermarchés spécialisés, trop de chocolat cru, de chips de kale cru ou tout autre produit transformé cru (offre débordante aux États-Unis, grandissante en France) est un non-sens !

Peut-être faudrait-il inventer un autre terme pour désigner l'alimentation crue, celle qui est équilibrée et fraîche ? *Fresh food* (aliments frais, fraîchement récoltés) ou *whole food* (aliments entiers, non transformés) véhiculent mieux l'idée de base que les termes « cru » ou « *raw food* ». En tout cas, la santé, le bien-être et la vitalité physique ne peuvent être au rendez-vous que si l'accent est clairement mis sur le frais et le naturel et en limitant les aliments crus de production industrielle.

Manger de la viande aujourd'hui est un choix personnel. Les produits d'origine animale qui existaient avant la révolution culturelle n'ont rien à voir avec ceux d'aujourd'hui. Par exemple, l'homme a consommé la viande à l'état cru ou séché pendant la plus grande partie de l'évolution humaine (avant la découverte du feu). La pollution actuelle de l'environnement (engrais chimiques, insecticides, pesticides, métaux lourds...) se concentre dans la chaîne alimentaire (donc, dans la viande et le poisson). L'utilisation d'antibiotiques est une vraie inquiétude. De plus, la viande d'aujourd'hui est plus concentrée en matières grasses et en cholestérol qu'avant. S'y ajoutent des conclusions – validées par des études concordantes[1] – qui confirment une corrélation directe entre consommation de la viande et risques de problèmes de santé et de « maladies de *lifestyle*[2] ».

---

1. Exemples : « Vegetarian diets, low-meat diets and health: a review », Public Health Nutrition, 2012. « Fruit, vegetable, and animal food intake and breast cancer risk by hormone receptor status, Nutrition and Cancer », *An International Journal*, 2012. « Meat and meat-related compounds and risk of prostate cancer in a large prospective cohort study in the United States », *American Journal of Epidemiology*, 2009. « A prospective study of red and processed meat intake in relation to cancer risk », *PLOS Medicine*, 2007. « Animal protein intake and risk of inflammatory bowel disease: The E3N prospective study », *The American Journal of Gastroenterology*, 2010.

2. Voir les tomes 1-3 de *Food is Medicine* par Brian Clement, qui compile de nombreuses études sur la nutrition et la santé.

Petite histoire de l'alimentation crue

Encore une nouvelle mode alimentaire, une autre tendance venant des États-Unis, ou encore un style alimentaire extrême inventé par des hippies ! On entend souvent cela en parlant de l'alimentation végane et de la *raw food* en particulier. Et pourtant, l'alimentation crue est tout sauf une nouvelle mode.

Certes, l'histoire est riche en enseignements ; cependant, le passé n'est pas toujours la preuve « que c'était mieux auparavant ». Faire comme avant – dans beaucoup de domaines y compris la nutrition – n'est pas forcément la bonne décision. Heureusement, l'avancée intellectuelle, la compréhension scientifique et les connaissances techniques – utilisées de manière intelligente – peuvent constituer un énorme avantage ! Donc, l'argument n'est pas que l'histoire confirme l'alimentation crue comme meilleure pour l'homme – même si de nombreuses études scientifiques pointent dans cette direction –, mais que manger cru, non transformé et végan apporte des effets bénéfiques pour la santé. De plus – comme on le verra –, nombre de non-conformistes d'antan avaient déjà investigué sur ce sujet, en expérimentant (partiellement) l'alimentation crue.

Il était une fois…

Même si la domestication du feu remonte à environ 400 000 ans, cela représente très peu dans l'évolution de l'homme (le préhumain australopithèque vivant il y a environ quatre millions d'années et l'*Homo erectus* il y a environ un million d'années). En réalité, il y a peu de preuves de la façon dont l'homme se nourrissait en l'absence du feu. De façon réaliste, on peut imaginer qu'il vivait probablement de la chasse (plus ou moins maîtrisée et fructueuse : viande, poisson, crustacés, insectes, œufs, organes), ainsi que – principalement ? – de la cueillette et la consommation d'une vaste variété de végétaux (feuilles, légumes, fruits, racines, graines et noix dans leur état brut, pour ne pas dire « cru »). Cette alimentation a dû varier beaucoup en fonction de l'environnement, du climat et de la disponibilité. En tout cas, l'homme était dans son évolution certainement *omnivore*, consommant des produits d'origines animale et végétale.

La maîtrise du feu a sans nul doute permis une plus grande consommation de viande, et en même temps, on imagine mal que la nourriture de base était la chair animale – vu la complexité de chasser l'animal, d'extraire la chaire, de la préparer et de la conserver... De toute façon, une part du mystère ne sera jamais révélée.

La sédentarisation et la révolution culturelle (il y a environ 7 000-12 000 ans) ont modifié de façon disruptive – et cela sans aucun doute – le comportement alimentaire de l'homme. La culture de céréales et végétaux ainsi que la domestication des animaux devenaient possibles. L'apparition de la consommation de céréales en très grande quantité comme nourriture de base a son origine à ce moment de l'histoire. Et cette habitude perdure encore aujourd'hui ! Peu à peu, on remplaça les aliments sauvages par les produits domestiqués.

Le pain d'Essène (un pain à base de céréales germées et séchées au soleil) – appellation qu'on trouve encore aujourd'hui – est attribué aux Esséniens, une secte juive qui vivait sur le territoire d'Israël d'aujourd'hui entre 200 avant J.-C. et 100 après J.-C. On les décrit comme une communauté d'ascètes qui pratiquaient, entre autres, l'abstinence dans plusieurs domaines de la vie, y compris en alimentation. Certaines sources les qualifient de végétariens. On leur a parfois attribué la rédaction des Manuscrits de la mer Morte (contesté par d'autres chercheurs).

Les Pélasges, nom désignant les peuples méditerranéens (avant l'arrivée des Grecs) qui vivaient dans l'Antiquité sur le territoire de la Grèce d'aujourd'hui, mangeaient – dit-on – surtout des fruits. Hérodote, l'historien grec de l'époque, parlait de ceux « qui mangeaient beaucoup d'olives, figues, dates, raisin, pommes, oranges et autres ». Le poète Hésiode écrivait que « les Pélasges mangeaient des fruits de forêt et des mûres des champs ». Peut-on prendre avec certitude ces paroles d'écrivains comme preuves ? On ne saura jamais vraiment. À ce titre, selon différentes sources, Pythagore, le mathématicien, philosophe et scientifique grec (environ 580 avant J.-C.) aurait été fruitarien, en tout cas végétarien.

On trouve aussi l'histoire du yogi indien Shivapuri Baba (1826-1963), dont on dit (contesté) qu'il vécut « jusqu'à 136 ans » et qu'il mangeait cru et végan jusqu'à quelques années avant sa mort. Sa vitalité aurait diminué quand il commença à accepter de la nourriture cuite.

Tous ces exemples sont-ils véridiques ? Difficile de trouver la preuve incontestable ou de vérifier les faits. L'existence des personnes suivantes et leurs théories et approches thérapeutiques sont en revanche bien confirmées.

Éloge de quelques pionniers

Max Bircher-Benner (1867-1936), médecin et nutritionniste suisse, ouvrit un sanatorium sous le nom de « Force vitale » *(Lebendige Kraft)* à Zurich en 1904. Il créa un régime réparateur cru et végétalien, en défendant sa théorie que des « aliments crus étaient supérieurs aux aliments cuits » et des « végétaux préférables aux produits d'origine animale ». Il rejetait les conserves et aliments transformés (comme la farine et le sucre blanc). À cette époque, ses idées étaient clairement en opposition avec les convictions du moment. Il est aussi considéré comme l'inventeur du muesli.

Le naturopathe allemand **Arnold Ehret** (1866-1922) défendit dès 1909 ses idées d'une alimentation végétarienne, faible en sucres lents, riche en fruits, et le jeûne. Il rejetait la viande, le riz, le lait et les pommes de terre, selon lui malsaines pour le corps humain. Ses enseignements ont été oubliés en Europe après son émigration aux États-Unis, mais redécouverts là-bas par la mouvance hippie des années 1960.

Max Gerson (1881-1959), médecin américain, inventa « la thérapie Gerson » pour traiter – entre autres – la migraine, la tuberculose et plus tard principalement le cancer. En 1958, il publia *A Cancer Therapy, Results of 50 Cases*. Son protocole alimentaire végétarien mettait l'accent sur les jus de fruits et légumes (en grandes quantités) et sur la réduction de lipides et du sel. Des lavements à base de café étaient censés stimuler le travail détoxifiant du foie. Il fit toujours face à de nombreuses critiques, mais soigna également des patients célèbres, dont Albert Schweitzer, philosophe et médecin allemand. Ce régime a permis à Schweitzer de guérir d'un diabète type II.

La naissance du mouvement « *raw food* »

La véritable naissance de l'alimentation crue moderne peut être datée de 1958 : **Ann Wigmore**, Lituanienne émigrée aux États-Unis, établit avec Viktoras Kulvinskas, lituanien lui aussi, le premier Hippocrates Health Institute à Boston. Elle y conçoit un endroit pour soigner les personnes (très) malades, souvent abandonnées par la médecine conventionnelle. À l'époque, cet endroit, à proximité de l'université conservatrice de Harvard, respirait un air alternatif, attirant aussi des hippies. Le régime alimentaire, à vocation réparatrice, était strictement cru et végan (au sens où on l'entend aujourd'hui). La priorité absolue était donnée à la consommation abondante de graines germées et de jus d'herbe de blé pour ses vertus régénératrices. Faire exister et grandir ce centre dans les années 1960 et 1970, au moment même où la nourriture transformée, les micro-ondes et les plats préparés ont été inventés, était visionnaire. Dans les années 1980, le centre déménagea en Floride. Depuis, il continue à proposer des stages et séjours d'éducation nutritionnelle, et à enrichir la recherche scientifique de l'alimentation crue et végan. Cela reste l'endroit au monde le plus professionnel, scientifique et puissant en matière d'éducation et de quête de compréhension sur la nutrition d'origine végétale.

La remise en question de son alimentation peut aussi se faire de manière solitaire et dans des contrées éloignées, comme le prouve l'histoire d'**Arshavir Ter Hovannessian** (1898-1990). Cet Iranien d'ascendance arménienne a publié en 1967 un livre en persan, traduit ensuite en anglais sous le titre *Raw Eating: World Free from Viruses and Poisons* (non traduit en français). Après avoir perdu deux enfants malades, il a pu guérir son troisième grâce à une alimentation strictement crue et végane (y compris du lait cru). La lecture du livre, même cinquante ans après sa publication, confirme encore plus la vision juste et visionnaire de Hovannessian.

Chacun de ces pionniers a fait ses propres expériences, en a déduit des idées, théories, recommandations et suggestions. Certaines de ces convictions sont toujours aussi pertinentes, d'autres totalement fausses et obsolètes au vu des découvertes scientifiques et connaissances d'aujourd'hui. Même si quelques-unes des idées n'ont plus vocation à être retenues aujourd'hui, cela ne réduit nullement leur rôle crucial pour faire avancer la réflexion de l'homme sur une alimentation juste.

Aujourd'hui, il y a un grand nombre de porte-parole de l'alimentation crue et vivante, chacun avec ses propres convictions, points d'ancrage et priorités. On peut citer, par exemple : **Brian Clement** (dirigeant du Hippocrates Health Institute depuis les années 1980),

Gabriel Cousens (médecin et homéopathe controversé basé en Arizona), **Viktoras Kulvinskas** (cofondateur du premier Hippocrates Health Institute) et **David Wolfe** (auteur et entrepreneur). Et ce sans oublier des chefs publiant des livres de recettes, sources d'inspiration indispensables. N'en citons qu'un : l'Américain **Matthew Kenney**[1], qui a su élever la préparation de l'alimentation crue en véritable art visuel et gastronomique.

D'un point de vue géographique, voici encore d'autres éléments pour compléter le regard historique sur l'alimentation :

- la prédominance du végétarisme dans beaucoup de régions d'Inde (jusqu'à 80 % des Gujaratis sont des végétariens ; le pourcentage de végétariens en Inde est de 29 à 40 %, selon les sources) ;
- la longévité remarquable et scientifiquement confirmée des habitants de Crète (« régime crétois ») et d'Okinawa au Japon (« régime Okinawa », 30 % légumes verts et jaunes, peu de riz, patates douces comme nourriture de base, algues, peu de poisson) ;
- la corrélation directe entre taux de maladies et taux de consommation de viande, de produits laitiers et de produits transformés établie par le *China Study*[2] de 1983, qui comparait la nutrition en Chine et aux États-Unis ;
- les résultats d'études confirmant le lien entre l'augmentation de maladies d'abondance (diabète, obésité, maladies du cœur, etc.) dans les pays en voie de développement et l'adoption des comportements alimentaires du monde occidental par ses habitants.

---

1. En 2017 et 2018, il a été impliqué dans plusieurs plaintes et procès juridiques aux États-Unis concernant ses activités et engagements commerciaux (entreprise, écoles de cuisine).

2. Traduit en français : Colin Campbell, *L'enquête Campbell. La plus grande étude de nutrition jamais réalisée*, Les Arènes, 2013.

Chapitre 2

QUELS SONT LES BESOINS DU CORPS POUR BIEN FONCTIONNER ?

Les macronutriments

Les macronutriments sont les nutriments dont on a besoin en plus grande quantité – exprimée en grammes – que les micronutriments – exprimée en milligrammes. Il n'y en a que trois[1] (en plus des éléments « oxygène » et « eau », aussi présents dans les aliments) : les glucides (appelés également féculents, hydrates de carbone, « sucres »), les lipides (les acides gras, graisses) et les protéines.

---

1. Normalement ni l'eau ni l'oxygène – pourtant éléments encore plus vitaux pour la survie immédiate que les nutriments solides – ne sont considérés comme des macronutriments. La fibre diététique non plus, même si techniquement elle est composée de glucides. Bien entendu, les aliments peuvent contenir une multitude d'autres composés organiques (purines, acide oxalique, alcaloïdes, caféine, arômes…).

En simplifiant, le total calorique de ces trois macronutriments (aussi nommés « nutriments énergiques ») représente 100 % de l'alimentation – en réalité, un peu moins, car il y a aussi les micronutriments et l'apport en fibre). Par conséquent (sans diminuer l'apport calorique), en baissant la consommation d'un macronutriment (ce qui se fait par exemple dans les régimes mono-produits et régimes d'Atkins ou de Dukan), on augmente la consommation de l'un ou des deux autres. En gardant l'apport calorique égal, on ne peut pas baisser, par exemple, la quantité calorique de féculents, sans augmenter en même temps les protéines (en cas de régimes hyper-protéiniques) et/ou les lipides.

Quelle est alors la « bonne » répartition de ces trois macronutriments ? C'est la question qui demeure sans véritable consensus. En tout cas, la base principale doit être composée de glucides, suivis par les lipides et ensuite les protéines. Cela peut étonner, car l'engouement commun pour la protéine propose un tout autre ratio.

Composition typique en macronutriments[1]

Régime hyper-protéinique (« low-carb diet »)	Alimentation végan (crue ou cuite) non transformée et équilibrée
60 % protéines 15-20 % lipides 15-20 % glucides	65-75 % glucides 15-20 % graisses 10-15 % protéines

Des briques pour constituer le corps

Les glucides (couramment aussi appelés « sucres ») ont très mauvaise presse depuis la propagande réussie de la nutrition hyper-protéinique. Pourtant, ils ne sont pas mauvais en soi – et même essentiels – car ils constituent la source majeure d'énergie. En revanche, le vrai problème, ce sont les glucides transformés (le sucre raffiné, le pain,

---

1. Calculé en calories et non pas en poids.

les sucreries, la pizza, le riz…), car ils ne contiennent plus beaucoup d'autres nutriments et peuvent contenir d'autres éléments néfastes pour la santé. Simplement dit, il s'agit souvent de calories vides, donc des glucides sans apport d'autres nutriments vitaux. Évidemment, en manger beaucoup fait grossir ! Les glucides végétaux peu ou non transformés font partie intégrante d'une alimentation saine et équilibrée.

Comme par hasard, en alimentation crue végane, il faudrait faire un grand effort pour arriver à dépasser 15 % d'apport calorique par des protéines. En s'assurant d'un niveau adéquat, on arrive plutôt entre 8 et 12 % de calories, ce qui est largement suffisant pour le bon fonctionnement du corps. Bien entendu, ce ratio doit être revu en cas de forte activité physique ou athlétique.

L'équilibre avant tout

Qui, suivant une alimentation « conventionnelle », se préoccupe vraiment de l'apport *équilibré* en macronutriments ? Peu de monde, pour ne pas dire personne. Pourtant, dès qu'on parle de manger végan et cru, les mêmes personnes sont souvent les premières à poser la question de l'équilibre alimentaire. Curieux ! Sauf pour les passionnés et les professionnels, il n'y a pas besoin de faire de calculs pour s'assurer de l'apport équilibré et suffisant tant en macronutriments qu'en micronutriments. L'alimentation doit rester simple, saine, intuitive – il y a même un mouvement d'*intuitive eating*, l'alimentation intuitive – et rassasiante. Elle doit idéalement apporter du plaisir pour le palais et accompagner un moment de convivialité.

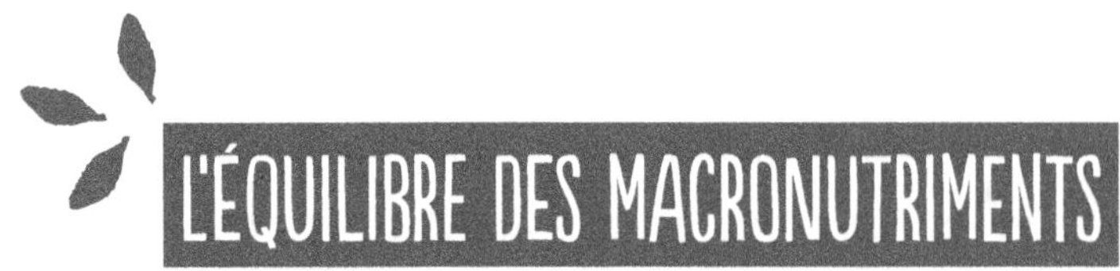

En nutrition, de manière générale, on observe les risques suivants par rapport aux macronutriments :

- *sur*-consommation de protéines (régimes hyper-protéiniques incluant des produits d'origine animale) ;
- *sous*-consommation de protéines (alimentation végane ou crue, si on ne connaît pas les bonnes sources de protéines végétales) ;
- *sur*-consommation de gras (surtout en débutant dans l'alimentation crue pour « fabriquer » une densité calorique) ;
- consommation de mauvais hydrates de carbone (les glucides transformés et pauvres en nutriments étant le problème, et non les glucides en soi, qui, eux, sont vitaux pour une alimentation équilibrée).

Les protéines

Le mot « protéine » vient du grec *proteios*, qui signifie « d'importance primordiale ». Une protéine est composée d'une chaîne longue d'acides aminés d'environ vingt types différents, dont huit essentiels (dix pour l'enfant)[1]. « Essentiels » signifie qu'ils doivent être fournis par l'extérieur, car le corps ne peut pas les fabriquer lui-même. Avec ces huit acides aminés essentiels, le corps compose et fabrique tous les autres. Donc, quand on discute du besoin en protéines, en fait, on parle du besoin en huit (ou dix) acides aminés essentiels.

---

1. Liste établie par William Rose en 1952 : tryptophane, lysine, méthionine, phénylalanine, thréonine, valine, leucine et l'isoleucine. Plus récemment ont été définis deux de plus pour l'enfant : arginine et histidine.

Le rôle principal des protéines est de constituer la structure du corps et de chaque cellule (par exemple, les muscles). Elles ont un rôle fondamental dans toute action du métabolisme corporel. Simplement dit, si le corps était une tente, les protéines en seraient les arceaux[1]. Elles sont donc vitales.

La protéine est le nutriment le plus controversé. On ne semble guère s'intéresser aux micronutriments, et la discussion sur les sucres (rapides) et les graisses se limite à la question du surpoids. En revanche, depuis la découverte de la protéine, on aime parler d'elle. Encore aujourd'hui, elle occupe une place primordiale dans toutes les discussions sur la nutrition, et quasi exclusivement autour de la question d'un manque potentiel. Rarement, pour ne pas dire jamais, on s'interroge sur les effets d'une trop haute consommation en protéines. Sont également absents la comparaison des sources végétales et celles d'origine animale et le débat de l'impact de la chaleur à la composition chimique de la chaîne d'acides aminés. Il y a un vrai engouement pour la protéine.

Le culte historique

Cette fascination excessive a une grande tradition, qui remonte à sa découverte, en 1839. C'est à ce moment que Gerhard Johannes Mulder, chimiste néerlandais, la décrit chimiquement pour la première fois (dans un article en français : « Sur la composition de quelques substances animales »). En 1842, Justus von Liebig (chimiste allemand renommé à l'époque) décrétait – sans effectuer ni études ni tests – que « pour l'activité et l'effort musculaire des hommes (et des chevaux) il y a principalement besoin de protéines », et non pas de glucides ou de graisses. Il était même un des premiers à

---

1. Métaphore parlante de Brian Clement lors d'un discours le 9 octobre 2014. Ainsi, les vitamines seraient le double-toit en tissu (« l'ombrelle de la structure cellulaire ») et les minéraux représenteraient les cordes et piquets pour fixer la tente au sol (« pour tenir ensemble la structure cellulaire »).

revendiquer l'utilité de suppléments protéiniques comme renforts. Cette croyance de l'importance des compléments alimentaires est toujours en vigueur.

Même si ces déclarations ont été contestées et se sont révélées erronées peu après, elles sont restées dans la mémoire collective et ont pu ainsi entrer au xxᵉ siècle. Le mythe protéinique fut renforcé par Carl von Voit, physiologiste allemand (1831-1908). Le « standard Voit » conseillait 120 grammes de protéines par jour en considérant la protéine comme « le meilleur des nutriments » et la protéine animale comme « le meilleur du meilleur ». Russell Henry Chittenden, physiologiste chimiste à l'université de Yale, notait déjà en 1905 (dans *Physiological Economy in Nutrition*) le danger d'un apport trop élevé en protéines, notamment pour le foie et les reins. Lors d'un régime de neuf mois avec seulement un tiers d'apport protéinique du « standard Voit », il reste en excellente santé. Cet essai fut répété sur des athlètes de Yale avec des résultats similaires.

C'est en 1914 que le mythe de la supériorité de la protéine animale fut définitivement ancré : Lafayette Benedict Mendel et Thomas Burr Osborne[1], biochimistes américains, ont déduit des tests que « les végétaux comportaient trop peu d'acides aminés essentiels pour la croissance normale des rats ». Ainsi, la viande, les œufs et les produits laitiers ont été classés « sources supérieures de protéines » (*vs* les végétaux comme source inférieure). Bien entendu, les besoins diététiques des rats n'ont rien à voir avec ceux des humains : les rats atteignent l'âge adulte à 6 mois (alors que l'homme le fait à environ 17 ans), les bébés rats doublent en taille en quatre à cinq jours (et le bébé humain en six mois).

Denis Parsons Burkitt, d'origine irlandaise, a publié en 1979 un livre sur l'importance de la fibre diététique dans l'alimentation *(Don't*

---

1. Ces deux chimistes ont découvert la vitamine A.

Forget Fibre in your Diet). En comparant les maladies prédominantes en Angleterre et en Afrique (il y était expatrié pendant vingt ans), il a suggéré une corrélation directe entre un faible niveau de consommation de fibre (pour mémoire il n'y a aucune fibre diététique dans la viande) et des taux élevés de cancer du côlon, de maladies cardiovasculaires et le diabète type II.

La suggestion d'une incomplétude et insuffisance de la protéine végétale est perpétuellement renforcée. Dans *Sans viande et sans regrets*, publié en 1971[1], Frances Moore Lappé soutient un régime végétarien. Elle y introduit aussi la « combinaison protéinique », pour « s'approcher de la composition protéinique des produits d'origine animale », en combinant des végétaux de manières spécifiques. Il s'agit d'un concept compliqué qui a renforcé le doute sur l'apport protéinique équilibré des végétaux. Idée qu'on retrouve encore dans le rapport « Dietary Protein and Weight Reduction[2] » publié en 2001 par le comité nutritionnel de l'American Heart Association qui cite même le livre de Lappé dans ses références scientifiques ! Et pourtant, différents végétaux contiennent tous les acides aminés en quantités suffisantes pour l'homme.

Bref, l'histoire enseigne que l'idée que la source d'origine animale est « supérieure » remonte à très loin et reste encore aujourd'hui un mythe alimentaire très répandu. La glorification de la protéine n'a pas de raison d'être.

Protéine d'origine animale, une nécessité ?

La discussion de manger ou pas de la viande (plus généralement des produits d'origine animale) est encore aujourd'hui très centrée sur l'apport protéinique. Et pourtant, diverses études, des millions de

---

1. Titre original : *Diet for a Small Planet.*

2. « … Although plant proteins form a large part of the human diet, most are deficient in one or more essential amino acids and are therefore regarded as incomplete protein… »

végétariens et végétaliens dans le monde entier et la composition nutritionnelle (dont les protéines) des végétaux démontrent que le besoin journalier des humains en protéines peut parfaitement et simplement être couvert à 100 % par la diversité du monde végétal.

De ce constat découle la conclusion que l'homme n'a pas besoin de manger de viande pour des raisons nutritionnelles[1]. Pourquoi – si on le souhaite – ne pas en manger pour d'autres bonnes raisons ? Pour le goût, la texture, la tradition, l'habitude, l'envie ! Au-delà de la controverse protéinique autour de la viande, il convient également de poser la question sur d'autres bénéfices ou inconvénients pour la santé. L'absence de fibre diététique, d'antioxydants et de phytonutriments, la haute concentration en lipides saturés et la création de composés potentiellement carcinogènes lors de la cuisson de la viande à haute température (HCA aminé hétérocyclique et HAP hydrocarbure aromatique polycyclique) ne sont que des exemples parmi tant d'autres. De plus, la viande cuite contient des chaînes d'acides aminés désorganisés : en réalité, personne ne sait comment cela impacte l'organisme (par exemple, l'énergie et le travail pour extraire les bons acides aminés essentiels) ni comment cela influence le taux d'absorbabilité. S'y ajoute un impact écologique majeur : la consommation d'eau liée à l'élevage du bétail, la culture de céréales pour les nourrir, ainsi que l'effet sur le gaz de serre à travers l'émission de méthane. La preuve que la viande apporte un bénéfice global supérieur à celui d'une alimentation végétalienne équilibrée reste encore à démontrer !

---

1. Il y a une controverse si le corps humain métabolise plus efficacement la protéine animale que la protéine végétale, due au ratio d'acides aminés des produits d'origine animale plus semblable à celui des besoins humains.

« On a besoin de manger de la viande pour couvrir les besoins nutritionnels. » Ce mythe, martelé depuis longtemps, continue d'être défendu par des entités dont l'intérêt économique repose sur une forte consommation de viande des êtres humains. Cette idée est totalement fausse. L'apport en protéines est souvent mis en avant. En effet, chacun a un besoin journalier protéinique qui peut être parfaitement couvert par les aliments d'origine végétale. De plus, les végétaux dans leur diversité (légumes, fruits, graines, noix, algues…) contiennent tous les autres nutriments dont le corps humain doit être nourri. L'argument « que l'homme est omnivore[1] » ne fait pas beaucoup sens non plus. « Omnivore » veut juste dire que l'appareil digestif de l'homme *permet* d'absorber et de métaboliser des aliments d'origines végétale et animale, et en aucun cas le devoir ou l'obligation d'en manger pour (bien) vivre[2] !

Heureusement, le danger pour la santé (pour les systèmes digestif et cardiovasculaire, les reins…) des régimes hyper-protéiniques (comme le régime Atkins ou l'alimentation paléo) commence enfin à être vraiment compris et pris au sérieux. Certes, ces régimes permettent

---

1. Wikipedia.fr : Une espèce est dite omnivore – du latin *omni* (tout) et *vorare* (manger, avaler) – quand son appareil digestif lui permet d'absorber des aliments d'origines végétale et animale. Cette caractéristique permet aux espèces omnivores d'adopter une alimentation « opportuniste », variable en fonction de la disponibilité des aliments.

2. Dans l'article « The Comparative Anatomy of Eating », le docteur américain Milton R. Mills a présenté une comparaison détaillée – pourtant controversée – de paramètres anatomiques (type d'estomac, dents, reins…) des carnivores, omnivores, herbivores et humains. En tout cas, il est intéressant de voir la similitude entre les caractéristiques physiologiques de l'homme et des herbivores.

de perdre rapidement et facilement du poids, mais à quel prix pour la santé ? Rappel : être mince n'est pas la preuve d'une excellente santé[1]. Une forte consommation ou surconsommation de protéines, facile dans ces types de régime, n'est pas un risque pour un crudivore. Il est difficile de surconsommer des protéines dans l'alimentation crue. C'est comme si le monde végétal était fait de telle façon que l'homme y trouve tout ce dont il a besoin pour un apport suffisant et équilibré.

Besoin journalier en protéines

Le calcul du **besoin d'apport journalier minimum** en protéines a été établi en fonction de la quantité de nitrogène excrétée dans l'urine (le nitrogène est un reliquat du métabolisme protéinique). L'idée est simple : ce que le corps utilise doit être remplacé.

CALCUL SIMPLE

Besoin d'apport journalier minimum = 0,6 gramme de protéines par kilogramme de poids corporel par jour (par exemple pour un homme de 75 kg = 45 g de protéines).

L'apport nutritionnel conseillé (ANC), aussi appelé « valeur nutritionnelle de référence » (VNR) ou « apport journalier recommandé » (AJR), se calcule de la même façon, juste en y ajoutant une marge de sécurité statistique pour que cette recommandation puisse couvrir au moins 97 % de la population.

---

1. L'inverse est vrai par contre : étant en fort surpoids, on ne peut pas être en excellente santé et vitalité (problèmes cardiovasculaires, risques de développer du diabète, puissance pulmonaire limitée, brûlures d'estomac, fatigue musculaire, rétention d'eau, hypertension, condition cardiaque fragile…). Dans la majorité des cas, l'obésité n'est pas une maladie, elle est la cause de la maladie.

Apport nutritionnel conseillé = 0,8 gramme de protéines par kilogramme de poids corporel par jour (par exemple pour un homme de 75 kg = 60 g de protéines).

Exemple : un homme (âge : 40 ans, taille : 1,80 m, activé sportive modérée[1] trois fois par semaine) a besoin de consommer environ 2 300 calories pour maintenir son poids. Soixante grammes de protéines équivalent presque à 11 % de cet apport nutritionnel conseillé, sachant qu'un gramme de protéine égale quatre calories. À titre d'exemple, l'Organisation mondiale de la santé stipule que « les protéines doivent couvrir 10 à 15 % de la ration calorique[2] ».

Les protéines végétales en abondance

Les végétaux (légumes, fruits, légumineuses, algues, noix, graines et graines germées) contiennent des protéines en quantités différentes. Tous les aliments d'origine végétale ne contiennent pas tous les dix acides aminés essentiels, d'autres oui.

Pour caricaturer, vouloir se nourrir uniquement de carottes râpées, de céleri branche, de fruits et d'avocats conduit certainement à une carence protéinique ! Pour assurer un apport suffisant et équilibré, il suffit de garder en tête deux idées simples :
- connaître les sources véganes riches en protéines, parfois même en acides aminés essentiels (quasi) complets ;
- savoir qu'il n'est pas nécessaire de consommer tous les acides aminés essentiels à chaque repas – le corps est capable de « combiner » un acide aminé essentiel avec un autre absorbé à un autre moment.

---

1. L'intensité d'une activité sportive influence le besoin protéinique.
2. Rapport d'experts OMS/FAO sur l'alimentation, la nutrition et la prévention des maladies chroniques, 2003.

Quelques exemples de sources de protéines véganes[1]

Steak (200 grammes)	50 grammes
1 poignée de jeunes pousses de tournesol	50 grammes
2 cuillères à soupe de graines de chanvre	22 grammes
1 grande salade mixte (légumes + graines germées)	>14 grammes
2 cuillères à soupe de graines de chia	12 grammes
1 grand jus vert	7 grammes
1 petite poignée de noix (par exemple noix de pécan)	env. 5 grammes
1 grande salade de fruits (banane, pomme, figue...)	env. 5 grammes

L'organisme, en métabolisant les acides aminés ingérés, en utilise certains tout de suite. D'autres – en l'absence d'un besoin urgent – sont stockés pour être récupérés ultérieurement. Un excès en protéines (en cas d'un régime hyper-protéinique) ne peut pas être stocké par le corps. Sinon, il sera décomposé, *via* la déamination, d'abord en acides aminés simples, ensuite en ammoniac (toxique pour le corps) et finalement en acide urique (excrété dans l'urine).

Rappelons que ce sont les composants nutritionnels – donc les acides aminés – qui sont vitaux pour le corps humain, non la viande elle-même. D'ailleurs, d'où l'animal obtient-il son apport protéinique ? Par les végétaux ! Les sources primaires des protéines, même celles dites « d'origine animale », sont en réalité toujours les acides aminés essentiels végétaux.

---

1. Food Composition Database du ministère de l'Agriculture des États-Unis : https://ndb.nal.usda.gov/ndb/search.

Les 10 acides aminés essentiels[1] et leur source végétale

Arginine	Graines de courge, spiruline, pois chiches, lentilles…
Histidine	Riz, algues, fèves, légumineuses, graines de chanvre, graines de chia, sarrasin, chou-fleur, maïs…
Leucine	Algues, courges, petits pois, sésame, cresson, graines de tournesol, figues, avocats, raisin, datte, pomme, olive…
Isoleucine	Haricots mungo, herbe de blé, noix de cajou, amandes, lentilles, fèves, choux, graines de chanvre, graines de chia, épinards, graines de courge, graines de tournesol, quinoa, kiwis…
Lysine	Fèves, cresson, graines de chanvre, graines de chia, spiruline, persil, avocats, amandes, lentilles, pois chiches…
Méthionine	Graines de tournesol, graines de chia, graines de chanvre, noix de Brésil, algues, figues, oignons, pois chiches, raisins…
Phénylalanine	Spiruline, algues, courge, avocat, amandes, quinoa, figues, légumes verts à feuilles, baies, olive, graines, jeunes pousses de tournesol…
Thréonine	Cresson, spiruline, courges, légumes verts à feuilles, graines de chanvre, graines de chia, graines de tournesol, amandes, avocats, figues, quinoa, graines germées…
Valine	Fèves, épinards, légumineuses, brocolis, sésame, graines de chia, graines de chanvre, céréales, graines germées, oranges, abricots, jeunes pousses de tournesol…
Tryptophane	Algues, graines de chanvre, graines de chia, épinards, cresson, courges, patates douces, asperges, champignons, laitue, légumes verts à feuilles, céleri, poivrons, carottes, pois chiches, quinoa, oignons, lentilles…

---

1. Autres acides aminés et leurs sources végétales (exemples) : alanine (céleri, fenouil, sésame), asparagine (sarrasin germé), acide aspartique (graines de chia, algue hijiki, épinards), cystéine (chou-rave, algues bleu-vert), acide glutamique (chlorelle, pignons de pin), glutamine (algues), glycine (chanvre), proline (algue kelp, olives, lentilles germées), serine (algue wakame, algues bleu-vert), tyrosine (algue dulse, courges).

Les végétaux les plus riches en protéines sont les graines de chanvre, les graines de chia, les graines de tournesol, les graines de courge, les jeunes pousses de tournesol, le jus d'herbe de blé et les graines de soja (non utilisées en alimentation crue). En les intégrant de façon régulière dans l'alimentation, l'apport calorique suffisant et équilibré en protéines peut être assuré. Ces sources sont considérées de protéine complète, car elles contiennent (quasi) tous les acides aminés essentiels.

D'autres sources protéiniques intéressantes sont, par exemple, les lentilles (elles sont parfaites pour la germination), les fèves, les pois chiches, les avocats et les algues. Les fruits et les légumes contiennent également des acides aminés – cependant, en plus faible quantité. En manger abondamment, de façon variée, assure un apport complémentaire. Certains contiennent même jusqu'à huit acides aminés essentiels (par exemple : banane, chou-fleur, concombre et chou vert frisé).

Par conséquent, dans l'alimentation crue, il n'y pas de crainte à avoir concernant l'apport suffisant en protéines. Il y a juste à connaître et à utiliser abondement les bonnes sources végétales riches en acides aminés variées.

Les lipides

Même si le gras a souvent mauvaise presse, le corps humain en a besoin en quantité suffisante (+/- 15 % des calories en moyenne) pour le bon fonctionnement biologique (par exemple, le stockage d'énergie et d'autres fonctions vitales au niveau cellulaire). Les sujets clés en cas d'alimentation crue sont : le risque d'en consommer trop, le degré de transformation des lipides et les bonnes sources végétales de la matière grasse.

Surtout pour celui qui découvre l'alimentation crue, il y a plutôt un risque de surconsommation de matière grasse, rarement de sous-consommation (contrairement aux protéines). La densité calorique[1] du gras est très attirante pour un novice – pour retrouver facilement un sentiment de rassasiement. Utiliser de l'huile et des avocats en abondance et consommer beaucoup de noix (en gâteaux crus, en en-cas, en sauces et crèmes) peut facilement faire dépasser le compteur d'un apport équilibré.

Le gras a toujours mauvaise presse

Bien entendu, la qualité de la matière grasse et le degré de transformation des lipides sont cruciaux. Il ne s'agit pas seulement de la meilleure pression à froid d'une huile et d'un minimum de traitement. Il est aussi important à rappeler que la source primaire (les noix entières, l'avocat, l'olive récoltée mûre...) est toujours préférable aux produits dérivés (l'huile, le pâté d'olives...). Cela ne condamne pas les huiles en soi, c'est juste un rappel que chaque processus de transformation, même le plus doux à température basse, change la structure chimique et moléculaire et impacte défavorablement le niveau nutritionnel.

Il y a trois types d'acides gras (les composants de lipides) :

1. **les acides gras saturés** (solides à température ambiante). Une haute consommation est liée aux problèmes cardiovasculaires. On les trouve dans les produits d'origine animale et dans l'huile de coco[2]. Il est fortement conseillé de limiter leur consommation ;

---

1. 1 g de gras = 9 calories. 1 g de protéine ou de glucide = 4 calories. 1 g d'alcool = 7 calories.

2. L'huile de coco contient 91 % d'acides gras saturés, dont 45 % d'acide laurique, 17 % d'acide myristique et 8 % d'acide palmitique. Des études laissent croire que l'acide laurique aurait aussi un impact positif sur le bon taux de cholestérol (HDL) et des propriétés antimicrobiennes. Elle est très stable. Par conséquent, l'huile de coco n'est pas à considérer comme purement bonne ou mauvaise, sinon plutôt ambivalente.

2. **les acides gras mono-insaturés** (liquides à température ambiante, opaques et épais au froid). L'huile d'olive et l'huile de tournesol, les avocats, certaines graines (graines de chia, graines de tournesol et sésame) et certaines noix (amandes, noix de cashew, noisettes, noix de macadamia, noix de pécan et pistaches) en sont riches ;
3. **les acides gras polyinsaturés** (toujours liquides, 2 familles : les oméga-6 et les oméga-3). Ils ont généralement un effet bénéfique sur la santé. Par exemple, les huiles végétales, les graines de chanvre et les noix sont riches en oméga-6. Les légumes verts à feuilles, les graines de lin, les graines de chanvre et les légumineuses sont riches en oméga-3. Deux acides gras polyinsaturés sont essentiels (ils doivent être ingérés par la nourriture, car l'organisme ne peut les produire lui-même) : l'acide linoléique LA de la famille des oméga-6 et l'acide alpha-linoléique ALA des oméga-3. Le ratio recommandé est de 1:1 pour l'apport oméga-6 et oméga-3 (contre le ratio typique d'une alimentation traditionnelle de 14:1). L'alimentation crue (grâce à l'abondance de légumes verts à feuilles, les légumineuses germées et la consommation des graines de chanvre) corrige ce ratio favorablement sans devoir faire un effort.

Le cholestérol fait partie des lipides (plus précisément des stérols, une forme de lipides). Comme le corps en produit en continu, il n'y a pas besoin d'en consommer. Les produits d'origine animale (viande, œufs) sont riches en cholestérol.

Les acides gras trans se forment à partir d'acides gras insaturés au moment de l'hydrogénation, un processus de transformation d'huiles liquides en matière solide et stable. Ce processus industriel augmente la durée de conservation des produits industriels. La recherche scientifique est unanime sur le fait que ces gras trans sont très nuisibles pour la santé.

Les glucides

Les glucides sont communément appelés « sucres », historiquement aussi dénommés « carbohydrates », « hydrates de carbone » ou « féculents ». Comme le classement en tant que « macronutriment » l'indique, ils constituent – avec les protéines et les lipides – des éléments de base pour l'organisme. Le corps métabolise les glucides en glucose, qui sert comme carburant à toutes les cellules. D'ailleurs, la source énergétique majeure pour le cerveau est constituée par les glucides[1] et l'oxygène. Donc l'apport en quantité suffisante est vital.

Les sources principales des glucides sont d'origine végétale : fruits, légumes, légumineuses, céréales, pommes de terre et canne à sucre. Des sources d'origine animale sont très limitées : on trouve des glucides dans les produits laitiers (lactose) principalement.

Les glucides simples ou rapides sont répartis en monosaccharides (les glucides les plus simples ayant un pouvoir sucrant, tels que le glucose et le fructose) et en combinaison entre eux (di- [deux]) et oligosaccharides). On les trouve principalement dans les fruits, certains légumes, le sucre blanc et le lait :

---

1. Pourtant, le cerveau peut également utiliser des cétones (des lipides métabolisés en source d'énergie) si besoin (en cas de jeûne, diabètes...).

- **le glucose** est la source préférée du corps. Il l'utilise de deux manières différentes : soit tout de suite, soit il le stocke dans les cellules musculaires et le foie (en forme de glycogène) pour une utilisation ultérieure. L'insuline est principalement sécrétée en fonction du niveau de glucose dans le sang et facilite l'absorption de glucose dans les cellules. Les fruits sont riches en glucose ;
- **le fructose** (présent dans les fruits, certains légumes – comme la betterave –, le miel, le sirop d'agave, le sirop d'érable et ajouté aux sodas) doit passer par le foie pour être métabolisé et devenir utilisable par le corps. Il ne constitue donc pas une source préférentielle pour les muscles. Si le stock de glycogène dans le foie est plein, le fructose (contrairement au glucose) est converti en graisse (lipogenèse). Le fructose ne déclenche pas de production d'insuline. Celle-ci est transportée vers les cellules par diffusion ;
- **le saccharose** (ou sucrose) est le sucre ordinaire composé de glucose et de fructose. Il est le glucide le plus répandu dans la nature (par exemple, dans les fruits et le sucre blanc). Lors du métabolisme dans le corps, le glucose est utilisé en premier. Un éventuel surplus en fructose non utilisé risque d'être transformé en graisse ;
- **le lactose** est le sucre présent dans le lait ;
- **le maltose** est le sucre présent principalement dans les céréales et la bière.

Le pouvoir sucrant de sucres rapides est variable : sucrose = 100 ; fructose = 130-140, glucose = 70. On les appelle « rapides » ou sucres d'absorption rapide, car le corps les métabolise et les absorbe tout de suite. Par conséquent, ils ont l'inconvénient de pouvoir stimuler brusquement le niveau de glucides dans le flux sanguin (état glycémique) et ainsi l'activité de sécrétion d'insuline pour régulation.

Les glucides complexes ou lents, appelés « polysaccharides », se composent de plus de dix molécules de glucides simples. Dénommés

« lents », ils sont métabolisés et absorbés progressivement dans l'intestin. Pour cela, ils doivent – dans un premier temps – être décomposés en molécules glucidiques simples. L'état glycémique dans le sang est ainsi peu stimulé.

Les principales sources de glucides lents sont d'origine végétale : céréales, légumes secs, tubercules (pommes de terre, patate douce…), légumes (surtout les plus fibreux) et certains fruits. Même si les céréales constituent une très bonne source de sucres lents, d'un point de vue nutritionnel, leur consommation n'est pas conseillée sous forme cuite. La cuisson des céréales contenant la protéine gluten (plus précisément composée majoritairement de deux protéines, la gliadine et la gluténine) transforme cette protéine et la rend moins digeste. C'est le cas du blé, de l'avoine, de l'orge, du kamut et du seigle[1] quand on prépare du pain, des sucreries, des gâteaux ou la base des pizzas.

Ne pas avoir peur des « bons sucres »

Un régime sur-protéinique est souvent proposé comme réponse aux problèmes de surpoids et d'obésité, les deux associés à la consommation de sucres. En effet, ce type de restriction fait perdre du poids rapidement, et ce pour la raison suivante : l'apport insuffisant en glucides force le corps à métaboliser la graisse en cétones (une sorte de glucide de remplacement) pour satisfaire le besoin énergétique. Pourtant, cette approche ne peut ni garantir ni restaurer la santé globale ! La seule manière d'assurer un état de santé et de bien-être dans la durée est une alimentation saine et équilibrée, une activité physique régulière et une vigilance sur l'apport calorique journalier si besoin (par exemple, en cas de nécessité de perte de poids).

L'association simpliste entre féculents et surpoids amène à une discussion biaisée et à un vieux mythe maintenu en vie. Les glucides

---

1. Céréales et pseudo-céréales sans gluten : petit épeautre, maïs, sarrasin, quinoa et amarante.

en soi – les sucres non transformés provenant du monde végétal – ne causent pas de soucis. Les problèmes de santé et l'obésité (entre autres) sont dus aux glucides simples raffinés, aux sucres transformés et aux sucres cachés ! Le monde végétal peut parfaitement bien couvrir le besoin journalier en glucides.

Quelques exemples d'aliments et leur contenu de sucres (en % du poids)

Dattes	75 %	Lentilles germées	22 %
Sarrasin germé	72 %	Patate douce	20 %
Pois chiches	63 %	Chou vert frisé	9 %
Blé germé	43 %	Avocat	9 %
Banane	23 %	Chou de Bruxelles	9 %

La consommation d'édulcorants artificiels, comme l'aspartame, est fortement déconseillée ! Une vraie alternative, et probablement la manière la plus saine de sucrer les préparations, est l'utilisation du stévia (espèce biologique : *stevia rebaudiana*). Les feuilles de cette herbe aromatique d'Amazonie (Brésil, Paraguay) ont un très fort pouvoir édulcorant à indice glycémique zéro. Le stévia ayant un léger parfum de réglisse, il est possible de le combiner avec d'autres sources sucrantes aux goûts plus neutres. Sont à favoriser, bien entendu, soit directement les feuilles (séchées), soit les produits du commerce les moins transformés industriellement.

Les micronutriments

Pour le bon fonctionnement d'un corps en pleine santé, les micronutriments sont aussi importants que les macronutriments. Certes, on pourra plus longtemps survivre sans micronutriments, car il en faut de très petites quantités, d'où leur nom. Couvrir ces besoins journaliers – en milligrammes – est vital, même si les micronutriments ne livrent pas d'énergie proprement dite (contrairement aux protéines, lipides et glucides). Des carences peuvent amener à des troubles sévères. Leur rôle, entre autres, est d'assurer le bon développement du corps, le bon niveau hormonal et le soutien d'activités biologiques multiples (par exemple, le travail métabolique cellulaire complexe, c'est-à-dire le renouveau des cellules en continu).

Les grandes familles de micronutriments sont : les minéraux, les vitamines, les phytonutriments (ou composés phytochimiques) et les enzymes[1].

Les micronutriments sont particulièrement impactés par la chaleur, donc la cuisson.[2] Avec la montée de température et la durée d'exposition à la chaleur, la quantité baisse exponentiellement. Les phytonutriments et les enzymes sont parmi les premiers impactés et très rapidement rendus inactifs dans leur intégralité dès 40 °C. Différentes études[3] montrent une perte de 20 à 95 % en fonction du micronutriment. Par exemple, cuire de l'épinard à la vapeur détruit[4] 93 % du fer, 78 % du magnésium, 60 % du natrium et du calcium, 48 % du calcium et 30 % du zinc ! Les minéraux les plus sensibles sont vraisemblablement le fer et le magnésium, suivis par le potassium, le sodium, le zinc et le phosphore. Pour les vitamines, la cuisson fait

---

1. D'un point de vue strictement biologique et chimique, un enzyme n'est pas un micronutriment.

2. Des bactéries sont également détruites par la chaleur (qui est souvent un argument mis en avant pour cuire les aliments). C'était une réalité il y a longtemps, pourtant aujourd'hui nous vivons plutôt dans un monde aseptisé.

3. Par exemple : études de Kyoto University « Cooking losses of minerals in foods and its nutritional significance » et « Comparison of vitamin losses in vegetables due to various cooking methods », *Journal of Nutritional Science and Vitaminology,* 1990.

4. Plus précisément : « Réduit le montant du nutriment mesuré dans le flux sanguin suite à l'ingestion de l'aliment cuit *versus* la consommation du même aliment cru. »

perdre entre 25 et 55 %, même jusque à 70 % pour la vitamine C. Les vitamines hydrosolubles sont généralement fragiles, la vitamine B3 (niacine) apparaît dans les études comme la plus stable.

La cuisson ne détruit donc pas tous les micronutriments, et ce contrairement à ce que l'on entend parfois. Mais pourquoi cuire des aliments – en risquant la perte de nutriments vitaux – qu'on peut parfaitement bien consommer crus (avec un maximum de bienfaits associés) ? Cela renforce l'argument de l'alimentation crue, qui est d'apporter au corps un maximum de nutriments absorbables.

LE SAVIEZ-VOUS ?

Les antioxydants, dont on parle souvent, ont pour rôle de ralentir ou d'empêcher l'oxydation des substances dans l'organisme. L'oxydation crée en effet des radicaux libres, qui, eux, peuvent endommager ou détruire des cellules, ce qui accélère le processus de vieillissement, qu'on souhaite éviter. Parmi les antioxydants, on trouve des substances et acides naturels comme le glutathion (une protéine), les lipides oméga, mais surtout des phytonutriments (par exemple les polyphénols et les caroténoïdes) ou encore les vitamines A, C et E ainsi que certains enzymes.

Les minéraux

Les minéraux sont essentiels pour l'organisme qui ne peut pas les synthétiser (c'est-à-dire les produire) lui-même. On distingue les macro-minéraux[1] (par exemple sodium, potassium, magnésium,

---

1. Sodium, potassium, magnésium, calcium, chrome, molybdène, manganèse, fer, cobalt, cuivre, zinc, phosphore, soufre, sélénium, iode et fluor.

calcium, fer) des oligo-éléments[1] (nécessaires en très faibles quantités, mais toxiques – donc dangereux pour l'organisme – s'ils dépassent un niveau trop élevé). On peut comparer le rôle des minéraux à celui des conduits bioélectriques : ils agissent en tant que stimuli électriques pour le bon fonctionnement du corps. Le niveau en minéraux d'un végétal (sauf les algues) dépend beaucoup de la qualité et de la richesse des sols. Malheureusement, on constate aujourd'hui un grand appauvrissement de la qualité des terres fertiles, ce qui produit des aliments moins riches en minéraux comparé à ceux d'il y a cinquante à cent ans.

Les meilleures sources en minéraux en qualité facilement absorbable se trouvent dans le monde végétal : les algues, les légumineuses, les légumes verts à feuilles, les graines (tournesol, courge, lin), les céréales, les champignons et les avocats. Les produits d'origine animale ne constituent pas des sources riches en minéraux.

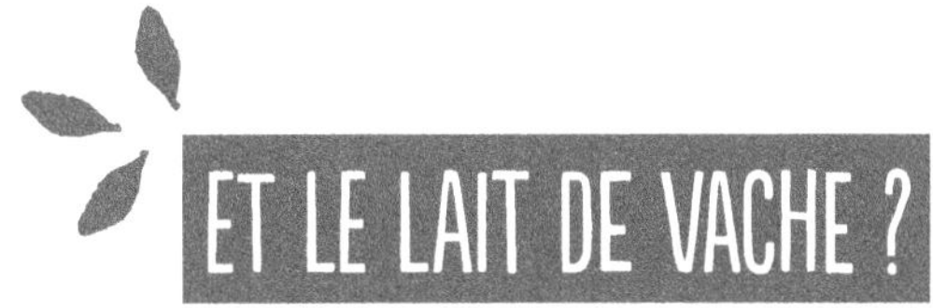

Il y a toujours un débat autour du lait de vache. S'il est considéré comme riche en calcium, certaines études montrent également un impact négatif sur le risque d'ostéoporose. De plus, le lait contient d'autres composants controversés et potentiellement nuisibles pour l'organisme, comme le lactose (difficile à digérer pour l'humain) et les facteurs de croissance (des études démontrent une corrélation entre ces molécules naturelles et les taux de cancer et de diabète).

---

1. Bore, vanadium, nickel, silicium, étain et arsenic.

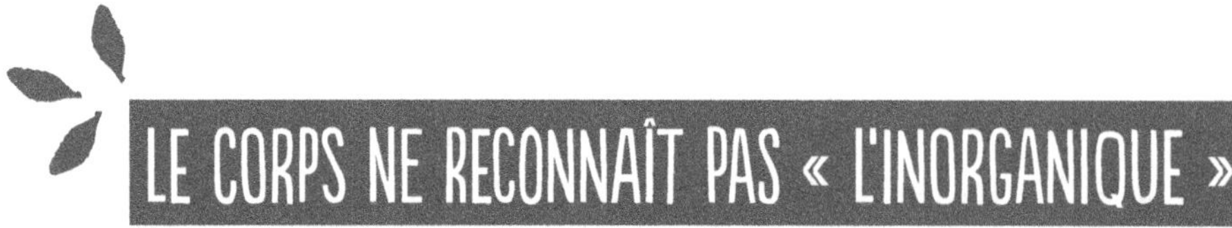

Dans les compléments alimentaires industriels, on trouve surtout des minéraux de sources inorganiques (dérivés de sources non vivantes), comme la craie, les coquilles et les sédiments rocheux. Même s'ils ont la même composition atomique que les minéraux provenant de sources végétales, leur consommation n'est pas conseillée. Dans les aliments végétaux, les minéraux ne s'y trouvent pas de façon isolée (*idem* pour les vitamines). Sinon, ils sont bien entourés d'autres cofacteurs comme les enzymes, les vitamines et les phytonutriments. C'est cette matrice nutritionnelle complexe et harmonieuse des sources « organiques » qui a un impact favorable sur la biodisponibilité des minéraux.

Une histoire salée

Un autre sujet controversé est la consommation du sel de table. Il s'agit – chimiquement parlant – du chlorure de sodium, qui contient environ 40 % de sodium (le minéral) et 60 % de chlorure. Aujourd'hui, on observe une énorme surconsommation de sel, les aliments et plats transformés en sont (trop) enrichis. Les conséquences connues sont, entre autres, l'hypertension et le ralentissement de la circulation sanguine. Le sel d'Himalaya, souvent décrit comme meilleur pour la santé, contient – certes – une plus grande variété de macrominéraux que le sel classique, mais en quantités tellement petites, qu'elles sont quasi négligeables d'un point de vue nutritionnel. La décision d'utiliser le sel reste un choix personnel, mais sachez que d'excellentes sources végétales en sodium existent : le céleri branche (riche également en potassium) et les algues par exemple. En alimentation crue, on peut parfaitement s'abstenir de consommer du sel de table. Le céleri branche s'utilise bien dans les jus verts, les vinaigrettes, les pâtés, les sauces et les dip. Les algues apportent un goût salé dans les salades, les plats, les pâtés et les sauces.

Les vitamines

Les vitamines[1] – comme les minéraux – sont essentielles, c'est-à-dire qu'elles doivent être ingérées par la nutrition (sauf la vitamine D3, qui peut être aussi « fabriquée » *via* l'exposition au soleil ainsi que la vitamine B3 Niacine). Elles sont essentielles également au bon fonctionnement biologique et à la croissance au niveau cellulaire, surtout en opérant conjointement avec les enzymes. Certaines vitamines, celles appelées « liposolubles » (solubles dans les graisses), sont stockables dans le corps (A, D, E, K1, K2). Les neuf autres – hydrosolubles (solubles dans l'eau) – ne le sont pas. Un excédent est excrété par l'organisme *via* l'urine. D'où l'importance d'un apport régulier de vitamines hydrosolubles. Les aliments d'origine végétale (surtout les légumes, fruits, graines, graines germées et noix) sont riches en vitamines (sauf en vitamines D3 et B12).

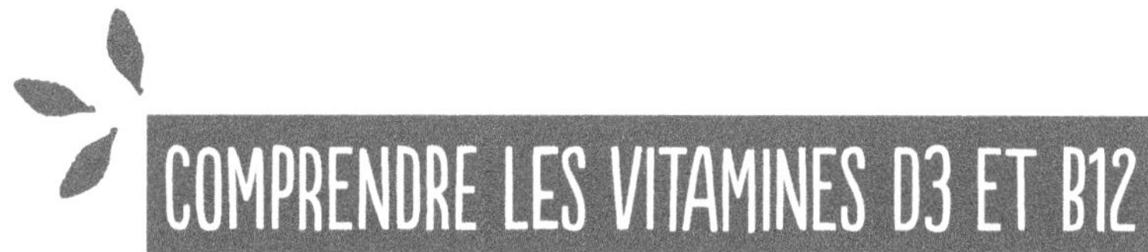

Si la vitamine D est considérée comme une vitamine, biologiquement elle agit plutôt comme une hormone, car la synthèse et l'activité ont lieu à différents endroits. La meilleure façon de s'en procurer est l'exposition *contrôlée*

---

1. Vitamine A (rétinol), vitamine B1 (thiamine), vitamine B2 (riboflavine), vitamine B3 (niacine), vitamine B5 (acide pantothénique), vitamine B6 (pyridoxine), vitamine B7 (biotine), vitamine B9 (acide folique), vitamine B12 (cyanocobalamine), vitamine C (acide ascorbique), vitamine D (calciférol), vitamine E (tocophérol), vitamine K1 (phylloquinone) et vitamine K2 (ménaquinone).

au soleil. Elle permet la fabrication de la vitamine D3, une des deux formes importantes de la vitamine D (l'autre étant la vitamine D2, présente dans la lanoline et certains champignons[1]). Globalement, on constate que la majorité des personnes – surtout en Europe centrale et en Europe du Nord – sont en carence. Cette déficience en vitamine D est liée aux risques de perte de calcium et de phosphore, de maladies auto-immunes, d'hypertension et de baisse d'humeur. Les sources alimentaires de la vitamine D étant essentiellement les poissons gras (comme le saumon, les sardines, le thon) et les champignons, la prise de compléments alimentaires (végans, traités à basse température et organiques, c'est-à-dire dérivés d'un organisme vivant ou récemment vivant) est recommandée en hiver à tout le monde (et pas seulement en cas d'alimentation crue et végan). Dès le printemps, l'exposition régulière du corps au soleil[2] est fortement préconisée.

Comme les autres vitamines, la B12 est essentielle et contribue au bon fonctionnement du cerveau, des neurones ainsi qu'à la formation de globules rouges. Elle est fabriquée par des micro-organismes (des bactéries) qui se trouvent principalement dans la terre, le tractus digestif des animaux et sur certaines algues. On trouve des quantités très faibles de vitamine B12 également dans le gros intestin de l'homme,

---

1. Les compléments alimentaires de vitamine D sont souvent à base de lanoline ou de champignons (shiitake).

2. À indice UV3 ou plus élevé, 50-75 % de la peau exposée, 15-30 min en fonction du type de carnation. Un SPF15 bloque jusqu'à 90 % de synthèse de la vitamine D3. Éviter la surexposition et les coups de soleil.

mais sous une forme non absorbable (car elle doit être absorbée dans l'intestin grêle). La vitamine B12 n'est pas « produite » par les animaux, mais ingérée en mangeant l'herbe, la terre, des insectes et des saletés. De faibles quantités en vitamine B12 peuvent être trouvées dans certains végétaux (graines germées, algues, aliments fermentés). Cependant, il s'agit, de façon prédominante, d'une variante *analogue* (structure molécule très similaire à la vitamine B12, mais non absorbable, voire empêchant l'absorption de l'authentique vitamine B12). Même si le corps peut stocker de la vitamine B12 dans le foie, une supplémentation adéquate et régulière est vivement conseillée à tous[1].

Les phytonutriments

Les phytonutriments[2] (ou composés phytochimiques) sont des composés organiques que l'on trouve exclusivement dans les aliments d'origine végétale, comme les légumes, les fruits, les graines et les légumineuses. Contrairement aux minéraux et aux vitamines, ces substances ne sont pas essentielles pour la survie de l'homme. Néanmoins, il y a de plus en plus d'études scientifiques qui en confirment les effets bénéfiques sur la santé par leurs propriétés préventives et protectrices. Ainsi, les plantes produisent ces phytonutriments pour leur propre protection et survie. Ces composés conçoivent et produisent les couleurs, les goûts, les textures, les arômes et les odeurs de l'univers végétal. De plus, ils servent en tant que système de défense interne pour protéger les végétaux des insectes, des pathogènes et de l'environnement.

---

1. Une étude américaine (Framingham Offspring Study) avec 2 999 sujets a démontré que 39 % des participants avaient un niveau de vitamine B12 « faible normal » et « déficient » (contre un taux de végétarien d'environ 5 %).

2. *Phyto* signifie plante, en grec.

La découverte majeure en science nutritionnelle

Aujourd'hui, on recense au moins 900 phytonutriments, et on en découvre de nouveaux presque tous les jours. Un repas végan et cru varié peut facilement en contenir *une centaine*. On estime qu'il existe plusieurs milliers de composés phytochimiques. Les propriétés bénéfiques pour l'organisme sont multiples, chaque phytonutriment en a des particulières, par exemple : anti-cancéreux, antioxydant en neutralisant des radicaux libres, anti-ostrogénique, anti-inflammatoire, antibactérien, antiviral, fonction protectrice au niveau cardiovasculaire, renforcement immunitaire, régulation du cycle de croissance cellulaire.

On l'a déjà dit, la cuisson – en fonction de la température, la durée et du mode choisis – réduit considérablement la quantité de phytonutriments. Contrairement à ce qu'on peut parfois lire, elle n'en augmente jamais la quantité (cela est impossible au niveau moléculaire), mais elle peut augmenter la biodisponibilité (la quantité que le corps arrive à absorber et à métaboliser), sans prendre en compte en même temps l'impact défavorable de la chaleur sur les autres nutriments. Cela semble être le cas de phytonutriments *liposolubles* et que l'on cuit dans de l'huile[1], ce qui peut donner un plus ample accès aux phytonutriments.

---

1. Études sur la lycopène (phytonutriment présent dans la tomate) : la biodisponibilité de la lycopène, mesurée en quantité de lycopène dans le flux sanguin, est plus haute dans une tomate grillée (avec de l'huile) que dans une tomate crue (sans huile). En revanche, la biodisponibilité est importante dans les deux cas en utilisant de l'huile.

Quelques exemples de sources véganes
des composés phytochimiques importants

Disulfure d'allyle	Dans l'ail, l'oignon et l'échalote (antibactérien, anti-cancéreux, antiviral)
Limonoïde	Dans les fruits citriques (propriété cardio-protectrice)
Lycopène	Dans la tomate, les raisins rouges, la pastèque, le poivron
Lutéine	Dans les légumes verts foncés à feuilles
Bêta-carotène	Dans les légumes verts à feuilles, les oranges et les fruits jaunes
Alpha-carotène	Dans les légumes oranges et jaunes
Lignanes	Dans des graines (lin, courge)
Résveratrol	Dans les raisins
Gingérol	Dans les herbes aromatiques, le curcuma, le gingembre et le fenouil
Caroténoïdes	Dans les carottes, le céleri, la coriandre, le persil, le panais
Curcumine	Dans le curcuma
Acide salicylique	Dans les amandes et certaines herbes aromatiques
Flavonoïdes	Dans les pommes, baies, brocolis
Anthocyanine	Dans les aliments bleus et pourpres (prunes, cerises, mûres…)

Les légumes et les fruits colorés (vert, rouge, orange, jaune, violet, bleu, blanc et brun) sont particulièrement riches en phytonutriments. Ainsi, la meilleure façon d'en obtenir un maximum est simple : consommer des aliments d'origine végétale très variée (« manger en arc-en-ciel », c'est-à-dire des légumes et fruits de toutes les couleurs différentes) et idéalement à l'état cru ou peu transformés.

Les enzymes

Le mot « enzyme » vient du grec *enzymas* (fermenter, provoquer un changement). Chimiquement parlant, l'enzyme est une protéine dont la charge électromagnétique agit comme un catalyseur : il accélère les actions chimiques dans chaque cellule vivante (donc aussi dans l'organisme). Dans le corps humain, les enzymes activent toutes les fonctions corporelles et peuvent accélérer des réactions chimiques. À proprement parler, les enzymes ne sont pas vraiment des micronutriments. Encore aujourd'hui, ils sont d'ailleurs peu considérés par l'univers médical, bien qu'ils soient extrêmement importants et vitaux pour le bon fonctionnement de l'organisme. Sans activité enzymatique l'homme ne survit pas plus de quelques minutes !

Il y a trois familles d'enzymes :
- **les enzymes métaboliques,** produits pas le corps, s'occupent de la gestion et du maintien du fonctionnement des organes, tissus et cellules ;
- **les enzymes digestifs,** également produits par le corps, décomposent les macromolécules (protéines, lipides, glucides) en molécules plus petites (acides aminés, acides gras et sucres simples) assimilables par les cellules de l'organisme. Pour y arriver, ils doivent d'abord passer les membranes cellulaires du tube digestif et entrer dans le flux sanguin. On les trouve surtout dans la salive, l'estomac et l'intestin grêle (les enzymes pancréatiques sont libérés dans l'intestin grêle). Les glycosides hydrolases s'occupent de la

digestion de glucides (démarrage de la digestion dès contact avec la salive), les peptidases s'activent d'abord dans l'estomac pour décomposer les protéines (acte essentiel pour la digestion des protéines) et les lipases métabolisent les lipides (principalement dans l'intestin grêle) ;

- **les enzymes alimentaires**, présents dans chaque aliment d'origine végétale et animale, catalysent les actions chimiques et biologiques de l'aliment vivant. Il s'agit de soutenir la croissance, de récolter l'énergie solaire pour la photosynthèse et de permettre le mûrissement progressif. La composition enzymatique d'un aliment est concordante avec sa composition spécifique en macronutriments. Les enzymes alimentaires commencent à être dénaturés et détruits progressivement à partir d'environ 40 °C. Plus la température monte et plus l'enzyme est exposé à la chaleur, plus sa fonction enzymatique est compromise. Se posent donc deux questions centrales pour la discussion de l'alimentation crue :
  - Quelle est l'importance des enzymes alimentaires dans la digestion ?
  - Jusqu'à quel moment du processus digestif peuvent-ils rester actifs ?

En finir avec les mythes enzymatiques

Le rôle et l'importance d'enzymes alimentaires pour faciliter et améliorer le processus digestif est probablement la question la plus controversée dans le sujet de l'alimentation crue. Longtemps, et parfois encore aujourd'hui, cela était l'argument principal pour défendre l'alimentation crue. Depuis les premières investigations sur le *raw food* moderne (il y a environ cent ans), l'idée était que la consommation d'aliments crus (donc riches en enzymes alimentaires) était bénéfique pour la digestion et plus globalement pour l'organisme (en économisant et en réduisant la production d'enzymes digestifs). Le discours répandu alors était que les enzymes jouaient véritablement un rôle critique pour la santé et la longévité. Plus tard, les critiques ont argué que l'impact des enzymes alimentaires est en fait nul, car ils seront détruits par les acides gastriques à un taux d'acidité élevé. Que retenir de ce débat ?

Un peu de biologie : avant même l'arrivée de l'aliment dans l'estomac, l'activité enzymatique (surtout en cas de glucides) démarre dès la mastication. À l'arrivée dans l'estomac, la nourriture mastiquée (le bolus) reste environ quarante minutes dans la partie supérieure (le fundus). En raison d'une plus faible présence d'acides gastriques à ce niveau, une certaine activité de prédigestion par des enzymes alimentaires peut continuer, avant qu'ils soient progressivement désactivés par l'acidité montante. En revanche, la quantité de ces enzymes alimentaires est faible par rapport au besoin total pour la digestion. La majorité de l'activité enzymatique a lieu dans l'intestin grêle – et non dans l'estomac – en utilisant les enzymes digestifs du corps (produits par le foie, stockés et concentrés dans la vésicule biliaire).

L'idée de garder les enzymes alimentaires dans les aliments à l'état actif – comme argument principal de l'alimentation crue – repose, une fois de plus, sur un mythe. Certes, ils jouent un rôle *positif* dans l'alimentation et la digestion, mais moins qu'on ne le pensait et que ce que certains auteurs défendent toujours. Le nombre de personnes en surpoids aujourd'hui et ayant une alimentation souvent « malsaine » prouve bien que, même en absence d'ingestion d'enzymes alimentaires (car détruits lors de la cuisson), l'organisme – à l'aide d'enzymes digestifs – arrive bien à faire le travail métabolique.

L'homme peut donc bien survivre sans consommer d'enzymes alimentaires actifs (absents après la cuisson). Néanmoins, dans la perspective d'une digestion efficace avec un minimum d'énergie utilisée, peaufiner son alimentation (c'est-à-dire, par exemple, manger cru) reste une approche défendable. De plus, les enzymes alimentaires d'un aliment cru constituent, avec les autres micronutriments, un cocktail de cofacteurs potentiellement très puissant. La façon dont les différents composants interagissent pour une action bénéfique est encore un sujet peu exploré.

L'eau

L'eau est un élément essentiel pour le corps humain. La meilleure qualité d'eau est – sans doute – celle contenue dans les aliments frais et riches (surtout les légumes et fruits) ainsi que dans les jus frais extraits d'aliments. Cette eau est parfaitement assimilable par l'organisme. De plus, elle n'est pas isolée, sinon associée au cocktail de micronutriments (minéraux, vitamines, phytonutriments). Par conséquent, consommer trop d'aliments déshydratés (même crus) n'est pas recommandé.

Plus l'homme mange d'aliments secs (déshydratés, cuits, rôtis…), plus il a besoin de boire de l'eau. La recommandation de boire jusqu'à 2 litres d'eau par jour est adaptée au mode alimentaire conventionnel – c'est-à-dire avec (trop) peu de légumes et fruits riches en eau. Une personne mangeant cru et végan en aura moins besoin – tout simplement parce qu'une quantité non négligeable d'eau lui provient de légumes et de fruits.

Aujourd'hui il y a toujours le risque de contamination des eaux par les pesticides, les métaux lourds, les antibiotiques, les résidus chimiques et pharmaceutiques. Ainsi, différentes « écoles » défendent la meilleure eau pour l'organisme et son assimilation par les cellules (par exemple, l'eau de source, l'eau distillée, l'eau dynamisée…). Le filtrage, en tout cas, paraît un geste incontournable. La vraie question à poser est : pourquoi boire de l'eau ? Pour l'apport de minéraux (les eaux minéralisées) ou pour l'apport en liquide ? Ainsi, une eau filtrée ou distillée (certes, avec une structure moléculaire changée) est-elle un meilleur choix qu'une eau naturelle contenant des minéraux mais aussi des polluants ? Comme les opinions divergent encore aujourd'hui, chacun devra décider pour soi-même.

Chapitre 3

LES BÉNÉFICES DE L'ALIMENTATION CRUE SUR L'ORGANISME

Bénéfices de la « *raw food* »

Chacun est différent, bien sûr. Ainsi, en fonction de son état de santé, de sa physiologie et de sa façon personnelle d'interpréter et de vivre au quotidien l'alimentation crue, les conséquences positives (ou négatives) seront différentes. Il n'est pas question de glorifier le cru comme une solution miracle à tous les maux, même si certaines personnes ont bénéficié des effets très positifs ou ont été guéries de diverses maladies.

POSSIBLES RÉSULTATS BÉNÉFIQUES GRÂCE À L'ALIMENTATION CRUE, MESURABLES OBJECTIVEMENT

- Perte de poids et, à moyen et long terme, maintien du poids sans effort.
- Transformation de la peau : teint radieux et lumineux et disparition d'impuretés et d'autres pathologies dermatologiques.
- Effet régulateur sur l'hypertension et le taux de cholestérol.
- Gain d'une (nouvelle) vitalité physique et d'un niveau énergétique (plus) élevé.
- Sensation d'être moins fatigué (surtout après un repas).
- Réduction (ou disparition) de douleurs des articulations et d'autres maux chroniques.
- Amélioration de la qualité du sommeil.
- Déblocage des sinus et facilité de respiration.
- Impact positif sur des marqueurs médicaux (maladies chroniques...) et biologiques (sang...).
- Régulation de la digestion (régulière, sans effort...).

Une possible perturbation de la digestion est souvent citée en premier comme éventuel inconvénient de l'alimentation crue. Si tel est le cas, cela se manifeste généralement par des ballonnements, des flatulences, un transit trop rapide ou trop lent. Il s'agit normalement d'une étape d'adaptation passagère lors de laquelle le système digestif se (re)familiarise avec l'ingestion d'aliments plus riches en fibre.

POSSIBLES EFFETS NÉGATIFS D'UNE ALIMENTATION CRUE NON ÉQUILIBRÉE

- Sentiment de lourdeur après le repas (contenu trop riche en noix, repas trop dense).
- Fatigue musculaire (trop peu de consommation de protéines).
- Envie de sucré (signale souvent un besoin protéinique non satisfait).
- Manque d'énergie (trop d'apport en graisse, comme les huiles et les noix).
- Corps maigre (trop faible apport calorique, apport déséquilibré en macronutriments).
- Problèmes dentaires (trop de fruits acides).

Oui, manger non équilibré en alimentation crue est possible. C'est, d'ailleurs, un des arguments parfois mis en avant par certains pour discréditer cette manière de s'alimenter. Pourtant, ce risque existe également (voire plus) dans le cas d'une alimentation conventionnelle (les personnes obèses et les maladies chroniques en sont la preuve). Ce ne saurait donc être un argument pertinent contre l'alimentation crue. Il s'agit juste de consolider des connaissances nutritionnelles de base pour ainsi devenir responsable et agir en véritable acteur de sa propre santé et de son bien-être.

Quand le corps est en mode « détox », fréquemment au début de l'adoption de l'alimentation crue, il est possible d'expérimenter temporairement des symptômes désagréables[1] (par exemple : intensification de douleurs, maux de tête, mauvaise haleine et odeur corporelle forte).

Au-delà des résultats physiques

D'autres effets positifs peuvent être liés à l'alimentation crue – hélas, peu d'études existent sur ce sujet. D'ailleurs, une corrélation directe est souvent difficile ou impossible à prouver. Et pourtant ! Parmi les effets bénéfiques, les plus commentés sont : une clarté mentale plus aiguë, un besoin diminué de sommeil, une gestion facilitée du décalage horaire, un sentiment de légèreté, une sensation de connexion avec le monde, une ouverture émotionnelle plus prononcée et un éveil spirituel.

Les impacts de la cuisson sur les nutriments

Avec l'invention du feu, l'homme a créé une multitude de modes de cuisson (rôtir, griller, frire, flamber, pocher où cuire à la vapeur). La structure moléculaire de l'aliment est modifiée – c'est le but recherché. On souhaite ainsi, entre autres, influencer et changer le goût, la saveur, la couleur et la texture ou détruire des bactéries. L'alimentation crue ne remet pas en question l'utilité de la cuisson pour la transformation des aliments (par exemple, cuire une pomme de terre pour la rendre mangeable et digeste). Cependant, ce n'est pas parce qu'un aliment devient comestible grâce à la cuisson que l'homme doit (forcément) le consommer ! En tout cas, la diversité

---

1. Autres exemples : baisse du niveau énergétique, fatigue, goût amer dans la bouche, état irrité, urine foncée et odorante, sécrétion de mucosités, impuretés sur la peau, nausée, faim…

végétale offre, pour couvrir tous les besoins en nutriments, des aliments comestibles (et savoureux) en version crue.

Aujourd'hui, en matière de cuisson, la créativité est illimitée. Les effets et les vertus transformationnelles sur un aliment sont hallucinants. S'y ajoutent des méthodes pour conserver (et stériliser) les aliments (par exemple, la pasteurisation et l'homogénéisation). Ces méthodes ont facilité l'invention d'aliments industriellement transformés et préparés (pour ainsi prolonger la durée de vie).

Quand l'art rend malade

La cuisson a permis l'invention d'un véritable art : celui de transformer des aliments. Les chefs sont les artistes et les clients dégustent, admirent et copient leurs œuvres. Une véritable industrie artistique, similaire à celle des musées, existe aujourd'hui. Tous les acteurs sont réunis : les artistes (les chefs), les lieux d'exposition (les restaurants), les guides (étoilés) de ces musées, les visiteurs et les critiques. Plus la technique culinaire permet de modifier l'aliment – jusqu'au méconnaissable –, plus le créateur est encensé. En effet, cette approche en cuisine a fait apparaître des talents extraordinaires qui enchantent les papilles et les yeux avec des textures, des couleurs, des saveurs et des résultats goûteux.

La survie physique n'étant plus un enjeu dans le monde occidental, le seul focus de l'alimentation aujourd'hui pour la plupart des personnes est la notion du plaisir gustatif et la facilité. La qualité nutritionnelle, l'équilibre alimentaire, la notion de nourrir et fortifier l'organisme, la présence et la carence en nutriments, la digestibilité et l'impact sur l'organisme, rares sont ceux qui s'en préoccupent.

En alimentation crue, on ne condamne pas la cuisson en soi, mais on a conscience de ses trois impacts majeurs :

1. *la destruction partielle des micronutriments ;*
2. *le changement de la structure moléculaire des macronutriments ;*
3. *l'amollissement des fibres.*

Un coup de balai dans les tripes

L'importance de la fibre (uniquement présente dans les aliments d'origine végétale) est incontestée et incontestable. Pourtant, l'énorme prédominance de la cuisson la rend trop molle. Exprimé de façon vulgaire, le rôle crucial de la fibre alimentaire est d'agir comme un balai dans le tract intestinal. Si la fibre est amollie, elle est certes facile à mastiquer, mais incapable de remplir sa mission. La constipation n'est qu'une de ses conséquences. Même si certaines études sérieuses laissent croire qu'une fibre amollie permet un accès facilité aux nutriments (le travail digestif pour démolir les parois fibreuses étant « simplifié »), la quantité de nutriments (surtout des micronutriments) est négativement impactée par la cuisson. Un régime alimentaire pauvre en fibres (cela inclut les aliments dont la structure fibreuse est quasi détruite par la cuisson) est toujours une source de problème de santé.

Contrairement à ce qui est parfois dit, la cuisson ne peut pas augmenter la quantité existante d'un nutriment dans un aliment (ce qui n'existe pas dès le départ ne peut pas être créé – comme par magie – avec la chaleur). Toutefois, ce qui est possible, c'est un niveau d'absorbabilité plus élevé après la cuisson (accès facilité aux nutriments grâce à la fibre amollie ou à l'utilisation de l'huile qui impacte positivement l'absorbabilité de nutriments liposolubles). Mais cela se fait au prix d'une réduction importante en nutriments et d'une perte de fibre. Avec l'alimentation crue, le corps réapprend à décomposer la fibre et à métaboliser les nutriments.

Il est possible, d'ailleurs, que l'adoption trop rapide de l'alimentation crue et une haute dose soudaine d'aliments végétaux crus perturbent la digestion (flatulences, ballonnements). Cela est souvent le signe que le système digestif n'est pas (ou plus) habitué à gérer, à métaboliser et à digérer tant de fibres. En fonction de l'état physique individuel et de la sensibilité du tractus digestif, un changement graduel peut être recommandé, pour que le corps « réapprenne » la bonne digestion de la fibre alimentaire.

Et la congélation ?

Dire que les nutriments sont mieux conservés avec la congélation est *vrai et faux* à la fois. *Faux,* car une certaine quantité de nutriments est détruite au moment de blanchir les aliments (à la vapeur ou en eau bouillante). Le blanchissement d'aliments, souvent requis au préalable, réduit (un peu) le contenu nutritionnel. La destruction des enzymes – responsables du mûrissement, puis plus tard du brunissement et de la détérioration – est d'ailleurs précisément ce qui est recherché avant la congélation. *Vrai,* car une fois l'aliment congelé, la perte de nutriments est faible et ralentie comparé à un aliment frais qui perd des nutriments en continu une fois récolté. Clairement, la priorité est de consommer les aliments les plus frais possibles, et ce le plus rapidement après leur récolte. Quand cela n'est pas possible, un aliment surgelé peut être une option nutritionnellement toujours plus intéressante qu'un aliment qui n'est plus véritablement frais (dont le moment de récolte est loin).

Une digestion facilitée

Cependant, personne ne pense une seconde à l'impact sur le système digestif d'un repas copieux, d'une boisson gazeuse fraîche ou d'un dîner préparé de façon industrielle à décongeler aux micro-ondes. Comme il est invisible, car caché à l'intérieur du corps, le tractus digestif ne suscite que peu d'inquiétudes. Pourtant, contrairement à d'autres parties du corps (cerveau, muscles, cœur, os…), il est en contact direct avec le monde extérieur à travers les aliments. Il requiert donc une vigilance et une conscience développées pour son alimentation.

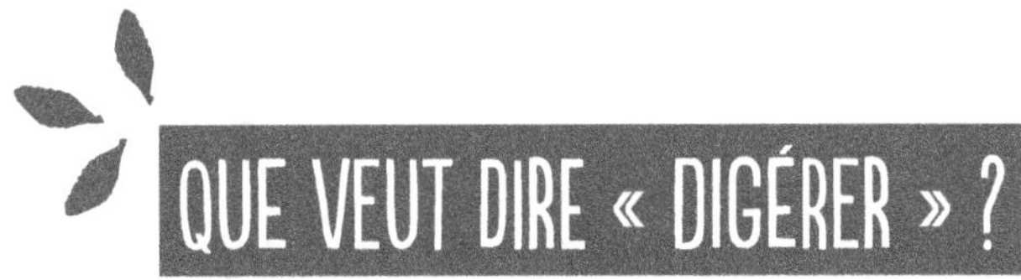

- Le métabolisme, c'est-à-dire la décomposition d'un aliment : d'abord en macroéléments – par exemple en protéines et glucides ; ensuite en molécules très petites, comme les acides aminés ou acides gras.
- L'absorption de nutriments (l'organisme ne peut que les absorber sous leur forme moléculaire).
- L'évacuation de résidus non utilisables et de déchets.

Si la préoccupation majeure de l'alimentation crue est la maximisation d'apports en nutriments, consommer un aliment végétal cru et riche en nutriments ne garantit pas pour autant une excellente assimilation. De nombreux gestes et actions influencent considérablement l'efficacité et la qualité de l'activité digestive, avant même que la véritable assimilation de nutriments puisse avoir lieu dans l'intestin grêle : la mastication, la salivation, l'activité gastrique dans l'estomac, la production de bile dans le foie et d'enzymes pancréatiques dans le pancréas. Les nutriments peuvent être absorbés par l'organisme si, *et seulement si*, toutes ces actions sont exécutées en parfaite condition et synchronisation. D'autres facteurs en amont, comme la qualité du sol, la pollution environnementale et le temps passé entre la récolte et la consommation, impactent le contenu nutritionnel également.

La délivrance de nutriments, un logiciel complexe

De ce fait, un bon métabolisme se caractérise par la qualité de digestibilité des aliments et la qualité de délivrance. Cette absorption ou libération de nutriments à travers la paroi intestinale (majoritairement dans l'intestin grêle) est fondamentale. Pourtant suivent encore d'autres étapes clés avant qu'un nutriment arrive vraiment à sa destination finale, les cellules : la qualité de transport (le flux sanguin), la distribution à travers le corps (la décision complexe de l'organisme vers où envoyer un nutriment), ainsi que le stockage et l'excrétion (de surplus et de déchets).

On entend souvent que le tractus digestif constitue une partie importante du système immunitaire et même un deuxième cerveau. En effet, les intestins sont revêtus d'un réseau neuronal étendu. Mais plus importante pour la discussion sur l'alimentation crue est l'action liée à la défense immunitaire. On estime que la surface des intestins (les villosités intestinales) serait équivalente à celle d'un terrain de foot. Comme il s'agit d'un milieu perméable (mécanisme d'osmose), le système immunitaire joue un rôle vital en tant que barrière de défense contre la pénétration de (trop de) toxines, virus et bactéries.

Un système immunitaire plus performant

Le système immunitaire est conçu pour *protéger* le corps contre des envahisseurs extérieurs (virus, bactéries, toxines chimiques, métaux lourds, poisons...) et également pour *détecter et neutraliser* des cellules déformées ou dégénérées.

S'équiper pour une belle bataille

On peut considérer les leucocytes (ou globules blancs) comme des guerriers qui protègent le corps humain et l'organisme. Et de quoi un guerrier fort a-t-il besoin ? De force, de repos, d'une alimentation nutritive et d'un bon équipement.

ÊTRE BIEN « ARMÉ »

Les nutriments sont pour le système immunitaire ce que l'alimentation fortifiante est pour un guerrier. Mieux le corps est alimenté avec tous les nutriments essentiels, mieux il peut les assimiler, et donc mieux le système immunitaire peut faire son travail sans s'épuiser ! L'activité prioritaire est de prévenir les maladies (en éliminant envahisseurs et cellules malignes) et non de devoir continuellement faire le nettoyage de toxines et déchets ingérés via l'alimentation. Bien entendu, l'objectif d'une alimentation saine et équilibrée n'est jamais d'éviter toutes les toxines (probablement impossible aujourd'hui) mais d'en baisser la concentration[1].

---

1. La toxicité dépend de la substance elle-même et de sa concentration. À ce titre, même l'eau peut théoriquement être toxique (une ingestion excessive d'eau peut causer une hyponatrémie = une dilution qui conduit à une concentration de sodium trop bas dans le plasma sanguin).

Un grand nombre de maladies d'aujourd'hui est lié à un système immunitaire défectueux ou insuffisamment performant. Fortifier l'organisme et le système immunitaire en lui apportant le bon carburant, riche en nutriments essentiels et facile à absorber est donc important. Si le système cardiovasculaire est en bonne santé également (par exemple, pas d'hypertension, niveau de cholestérol normal, pas d'athérosclérose), il peut diffuser « ce combustible » de façon efficace, y compris vers le système immunitaire.

Évidemment, ce mécanisme de distribution (*via* le flux sanguin) et de défense (*via* le système immunitaire) est étroitement lié à la qualité nutritionnelle de l'alimentation ! Cela est également une des raisons pour lesquelles les produits biologiques (issus de la production organique) sont préférables. Si moins (ou pas) de pesticides, de métaux lourds et d'autres toxines ne signifie pas forcément plus de nutriments, en revanche, cela signifie moins de polluants néfastes pour l'organisme.

L'influence sur les gènes

Un gène est un porteur d'information génétique (inscrite dans l'ADN) à l'intérieur de chaque cellule humaine. Il s'agit d'un code pour que la cellule puisse déclencher des actions précises (essentiellement la construction de protéines et d'enzymes). Chacun possède des gènes déformés ou imparfaits (soit hérités, soit à la suite d'un endommagement durant la vie) qui ont le potentiel de déclencher des maladies.

En revanche, même si les gènes restent inchangeables durant la vie, ils sont cependant influençables ! L'expression d'un gène (c'est-à-dire si le gène est *activé* ou *dormant*) peut être contrôlée. On parle également d'« allumer » ou « éteindre » l'expression d'un gène.

Une nouvelle science jeune de moins de 20 ans

L'épigénétique enquête sur les facteurs qui influencent l'activation ou la désactivation (temporaire) d'un gène. En pouvant agir sur l'activité d'un gène (en sciences « l'expression »), on peut donc influencer le – bon ou mauvais – développement d'une cellule. Ce pouvoir de contrôle se fait essentiellement à travers l'environnement des gènes. C'est comme en nourrissant la terre avec le bon engrais, on fait pousser une belle plante florissante.

Alors, quel est le lien entre épigénétique et alimentation crue ? C'est simplement l'idée qu'à travers son mode de vie – notamment son alimentation – on peut avoir de l'influence sur l'expression des gènes. Ainsi, l'homme a un réel pouvoir et un vrai impact sur son état physique et sa santé. Comprendre les idées simples de cette science montre une voie sérieuse pour prendre (plus) en main sa propre santé et devenir responsable de son bien-être. L'épigénétique est une science encore jeune (moins d'une vingtaine d'années) ; pourtant, il devient de plus en plus évident qu'il y a un réel impact de la nutrition, du mode de vie, de l'exposition aux particules chimiques, du stress et de l'activité physique sur les gènes, même en présence de gènes malins, sur notre santé.

Même si cela peut déranger ou choquer, un grand nombre de maladies courantes aujourd'hui, comme le diabète type II et le cancer, sont en fait d'abord des « maladies de *lifestyle* et d'abondance ». Elles ne sont pas imposées par le destin comme une punition quelconque, sinon comme l'effet d'une cause. L'impact favorable et curatif d'une alimentation saine et équilibrée est franchement sous-exploité par le système de santé actuel (qui devient d'ailleurs infinançable).

Chapitre 4

RÉPONSES À QUELQUES IDÉES REÇUES

« La viande est la seule source de protéines » : faux !

Il semble que, même aujourd'hui, il soit nécessaire de rappeler que la viande n'est pas la seule source protéinique pour l'homme. Le monde végétal offre des sources diverses pour couvrir tous les besoins essentiels.

Cela dit, manger uniquement des carottes râpées, des feuilles de salade, des avocats, des pommes et des bananes ne suffit pas à couvrir le besoin protéinique. Même si quasiment tous les végétaux contiennent des acides aminés (les composants de protéines), il est important de connaître et d'utiliser les sources végétales *riches en protéines* (parfois même en protéines essentielles complètes), comme les jeunes pousses de tournesol, les graines de chia, de chanvre et de tournesol, les légumineuses et les noix.

Stop à la surenchère en consommation protéinique

Il est intéressant de constater une inquiétude presque permanente par rapport au *manque* protéinique, mais rarement à une *surconsommation continue* en protéines qui peut pourtant avoir des conséquences graves : complications rénales, surproduction de mycoses, manque de fibre et de micronutriments, taux élevé en ingestion de gras saturés. Un manque de connaissances en matière d'alimentation et l'influence marketing de l'industrie agroalimentaire y contribuent largement.

Un bon apport protéinique en alimentation crue est assuré par la connaissance de sources végétales saines et riches en protéines *(voir p. 61-63).*

« L'alimentation crue rime avec bactéries et saletés » : faux !

En effet, la pasteurisation et la cuisson ont l'avantage de tuer bactéries et virus potentiellement néfastes pour l'organisme. Malheureusement, en réduisant le contenu en nutriments, ces procédures impactent également de façon négative la qualité nutritionnelle d'un aliment.

Même si tous les aliments peuvent contenir des bactéries néfastes, les groupes alimentaires les plus concernés sont d'abord la viande, les œufs et la volaille. Il ne faut donc pas devenir paranoïaque pour autant. De plus, aujourd'hui, la chaîne alimentaire est considérablement plus propre – pour ne pas dire « aseptisée » – qu'auparavant. Faire preuve d'une certaine vigilance, bien connaître les origines d'un aliment et favoriser les provenances de confiance sont des automatismes efficaces.

Avant tout, *bien nettoyer les légumes et les fruits* doit être un geste obligatoire. Une manière simple et efficace est un bain rapide dans du bicarbonate de soude qui permet d'enlever saletés et bactéries attachées aux aliments. De plus, il convient également de *consommer fruits et légumes rapidement après la récolte* – quand ils sont encore frais. Pour éviter que les noix ne deviennent rances, mieux vaut les acheter en petites quantités et les garder au frais. Il importe également de *conserver au sec les graines et légumineuses dans des récipients hermétiques*.

Une autre astuce est la fabrication de graines germées et de jeunes pousses à la maison. Cela permet de maîtriser le processus de culture et gérer au mieux la propreté.

« L'équilibre acido-basique est un bon indicateur » : pas tout à fait vrai !

L'équilibre acido-basique d'un aliment est généralement décrit comme un bon indicateur d'un aliment sain et recommandé pour la consommation. On classe ainsi les aliments en *acidifiants* ou *alcalinisants* (ou basifiants), en recommandant de préférer les seconds[1].

En réalité il s'agit d'une lecture nutritionnelle très limitante et insuffisante. L'indice PRAL[2] se calcule pour chaque aliment en prenant en compte seulement les protéines et quatre minéraux (phosphore, potassium, magnésium et calcium). Plus il y a de minéraux alcalins, plus l'indice pointera vers l'alcalin. Ainsi, un indice positif (aliment

---

1. Le citron est-il acidifiant ou alcalinisant? Son pH est acide (donc propriété acidifiante), pourtant l'indice PRAL (la composition en protéines, phosphore, potassium, magnésium et calcium) est alcalin.

2. De l'anglais *Potential Renal Acid Load*.

relativement riche en potassium, magnésium et calcium) amène au classement alcalinisant, l'indice négatif (aliment proportionnellement riche en protéines et phosphore) détermine une acidité.

Par exemple, le chou vert, l'avocat, les figues et les légumineuses sont alcalinisants (c'est-à-dire recommandés). Le poulet, la viande rouge et le gâteau au chocolat sont définis comme acidifiants (à consommer avec modération). Jusque-là, on dirait que l'indice PRAL identifie bien les aliments sains, qui d'ailleurs prédominent dans l'alimentation crue. Sauf que... la bière, le café, le sucre de canne et la glace chocolatée, par exemple, ont également un indice PRAL alcalinisant !

Cet indicateur ne sert pas à déterminer la qualité nutritionnelle d'un aliment, et ce pour une raison simple : il ne prend en compte qu'un nombre très limité – cinq précisément – de nutriments ! La présence, l'absence et l'importance d'autres nutriments (glucides, lipides, vitamines, phytonutriments, eau et d'autres minéraux) sont purement et simplement ignorées. C'est comme si on jugeait l'impact météorologique pour l'agriculture en mesurant seulement la quantité de pluie, sans prendre en compte les heures d'ensoleillement et les variations de température.

La majorité des légumes, fruits et légumineuses sont classés alcalins ; la viande, les noix et les graines, la majorité des aliments transformés et plats préparés de façon industrielle sont PRAL acidifiants. Donc, pour une toute première lecture et familiarisation avec une nutrition saine, l'équilibré acido-basique peut être une petite aide. Pourtant, il s'agit d'une approche extrêmement limitée et simpliste. En tout cas, en alimentation crue, ce type de lecture artificiellement construit n'apporte rien.

« Manger cru peut confiner à l'obséssion alimentaire maladive » : faux !

Comme le terme « orthoréxie » commence à circuler en France, il est important d'apporter des précisions sur le sujet des obsessions alimentaires maladives. Steven Bratman, médecin américain, a proposé pour la première fois l'expression « *orthorexia nervosa* » dans son livre *Health Food Junkies* (1997) voulant définir un « nouveau trouble alimentaire ». Cette suggestion a été reçue de façon très controversée dans l'univers psychologique. Selon lui, il s'agissait de pratiques alimentaires caractérisées par une obsession de manger sainement, voire une fixation de l'ingestion d'une alimentation saine et le rejet systématique d'aliments perçus comme malsains.

Il y a bien entendu une grande différence entre une obsession alimentaire et manger cru et végan. On peut être convaincu des propriétés d'un aliment (bénéfiques ou néfastes) sans fondements véritables et en faire une fixation. Ces convictions fausses peuvent rendre malade et créer des dommages physiques. Il est absurde d'appeler cela « manger sainement » quand en réalité la personne risque de se priver de nutriments vitaux.

Dédramatiser la nutrition

L'*orthorexia nervosa* et le profil psychique d'un individu peuvent être motivés et influencés par la quête de santé, mais aussi par le besoin de sécurité et de contrôle, la peur, l'envie d'être mince, un manque d'estime de soi et par l'utilisation de la nourriture pour se créer une identité psychique. En effet, l'état psychique peut avoir une forte influence sur le comportement alimentaire, mais normalement cela ne se traduit pas en un choix sain et équilibré. Avoir du plaisir en mangeant sainement est une chose, un sentiment de culpabilité ou de dégoût à la suite d'une déviation volontaire ou involontaire en est une autre.

Le véritable mode de vie de l'alimentation crue n'est pas du tout cela ! Il s'agit simplement d'un choix conscient de prendre soin de son corps, d'être responsable pour sa santé et son propre bien-être physique, de mettre en question les mythes alimentaires et d'agir en fonction de faits. Il est important, également, après une phase d'apprentissage et d'immersion, de devenir capable d'automatiser et d'intégrer l'alimentation crue dans sa vie sans en faire sa seule préoccupation journalière.

« Avec des enfants à la maison, c'est mission impossible » : faux !

Si l'alimentation crue équilibrée est bénéfique pour l'organisme d'un adulte, bien évidemment elle l'est tout autant pour les enfants et les adolescents en respectant leur métabolisme différent (par exemple, la nécessité d'un apport relativement plus élevé en glucides). Le défi n'est donc pas tant l'alimentation en soi, mais la façon de l'introduire ou de la vivre en famille !

Qu'une famille entière passe d'une alimentation conventionnelle à une alimentation crue et végan en même temps peut s'organiser, même si cela est rare. Il est plus courant qu'une personne – souvent la mère – découvre l'alimentation crue et se retrouve face à un problème à la maison. Il faut d'abord bien gérer et surtout comprendre comment fonctionne l'alimentation crue pour soi seul avant de vouloir potentiellement gérer une nouvelle alimentation pour toute la famille. « Seulement si moi-même je suis bien à l'aise avec une autre façon de manger, je peux m'interroger sur mon environnement. »

Cela comprend la notion d'équilibre, d'une routine alimentaire journalière et une panoplie variée de recettes. La *raw food* n'est pas plus complexe que l'alimentation conventionnelle, il faut que l'idée de base – celle d'une meilleure alimentation – soit aussi vécue dans les faits. Donc, bien entendu, c'est une très mauvaise idée – à titre d'exemple – de vouloir remplacer le lait maternel par des jus de fruits frais pour les nourrissons (cas controversé en Italie il y a quelques années).

Éduquer de façon juste

Exposer l'enfant (ou l'adolescent) à la nutrition, être autour de la table en famille ou tout simplement faire manger un enfant touche inévitablement à l'éducation[1]. Le juste équilibre à trouver repose sur le fait de faire expérimenter l'enfant et de l'exposer aux limites, et en même temps de ne pas le forcer. Et pourtant, qu'est-il souvent observé lors d'un repas ? « Tu manges ça, sinon…. », « Tais-toi, plus aucun mot, mange ! » ou encore « Les pauvres enfants en Afrique seraient contents de manger… » Un adulte se révolte de façon compréhensible quand un autre adulte (le patron, le conjoint, le collaborateur ou un inconnu) veut le forcer à faire quelque chose ou quand il emploie le chantage ou les fausses promesses pour arriver à ses fins. Pourtant, quand il s'agit de manger, ces mêmes types de stratégies sont souvent employés avec peu de mauvaise conscience auprès de ses propres enfants.

La nutrition est un *choix personnel*. Forcer les enfants et les adolescents (et le conjoint) ne fonctionne jamais dans la durée. Vouloir convaincre (« Je sais maintenant comment manger sainement, j'ai raison, vous devez me suivre ! ») n'est pas une bonne stratégie non plus. Le

---

1. L'éducation est à comprendre dans son sens étymologique d'*educere* (latin) : « conduire hors de soi-même ». En « sortant de soi-même », en découvrant l'inconnu, on devient son propre créateur, le sujet qui choisit son devenir.

risque de ces deux approches ? On soutient le développement des personnalités béni-oui-oui qui n'apprennent pas à dire : « Non, cela ne me convient pas » ou des rebelles de principe. En tant que parent, on ne peut pas véritablement vouloir l'un ni l'autre.

Si un parent ou les deux démarrent leur propre transformation nutritionnelle quand l'enfant a déjà un certain âge, ils veulent souvent « rattraper le temps », « faire le mieux pour la santé de leur progéniture » et imposer de nouvelles règles alimentaires plutôt brusquement à tout le foyer. La bonne intention employée au mauvais moment ou d'une mauvaise façon est contre-productive ! Cela conduit inévitablement à l'échec. Plus on expose un enfant tardivement à la nutrition saine, plus le changement est difficile, car il est déjà (trop) conditionné, y compris par l'environnement (les amis, l'école, les médias). Vouloir, après des années « frites, riz, pizza et chips » comme alimentation de base, passer brusquement au « jus frais, graines et feuilles vertes » ne réussira pas. Le forcing ne marche jamais (dans la durée) et s'inscrit contre tous les principes éducatifs de respect et de responsabilisation.

MES 4 RÈGLES DE RESPECT DE L'AUTRE

1. *Je n'impose pas mes choix alimentaires à mon environnement !*
2. *Je crée un climat de bienveillance et de respect !*
3. *Je me respecte et vis mes choix nutritionnels dans la joie.*
4. *Ainsi, je contribue au changement du monde !*

Sans doute la meilleure approche d'une personne découvrant l'alimentation crue est de l'expérimenter pour soi et de rayonner à travers sa propre expérience de transformation. Si jamais l'environnement (le conjoint, l'enfant, l'adolescent, aussi la famille plus large, les amis…) est susceptible et ouvert à se laisser impacter, cela se fera tout seul.

C'est le résultat final dans l'assiette qui compte

Une façon ludique et simple est d'intégrer des recettes crues dans les repas familiaux sans les revendiquer comme telles. Un enfant ne se pose pas vraiment la question si le goûteux cookie est techniquement cru (noix, dattes, poudre de cacao cru, farine de coco…) ou cuit (farine, œufs, sucre…) –, mais de savoir s'il est délicieux ou pas ! Un grand nombre de préparations conventionnelles (desserts, granola, pancakes, soupe crue – réchauffée si besoin) peuvent aisément être remplacées par des recettes crues, et ce pour tous les repas. Le plaisir gustatif et l'apport nutritionnel de l'enfant sont assurés… et la conscience du parent est nourrie. Du vrai gagnant-gagnant !

Un autre geste encore plus simple est de consciemment remplacer le sucre raffiné par d'autres sources édulcorantes, comme la stévia, les dattes ou les fruits secs. Cela peut également s'expérimenter avec d'autres aliments tels que le lait de vache, les sodas et les barres chocolatées industrielles. Encore une fois, les enfants et les adolescents s'intéressent au résultat final (goût, texture, aspect visuel, couleur, odeur) et non à la « fabrication ». Impliquer les plus jeunes enfants dans le processus de la germination peut éveiller leur curiosité et même constituer un geste de responsabilisation (rincer les graines le matin et le soir).

De plus en plus d'enfants et adolescents sont en surpoids et en souffrent consciemment (fatigue physique, regard par autrui…). Ils sont – dans le fond – probablement très ouverts et véritablement réceptifs à envisager un autre regard sur leur nutrition et à apprendre à manger différemment. Ainsi, la vanité et l'envie de plaire peuvent être des motivateurs puissants – mais pas une raison en soi – pour s'ouvrir à l'alimentation crue équilibrée.

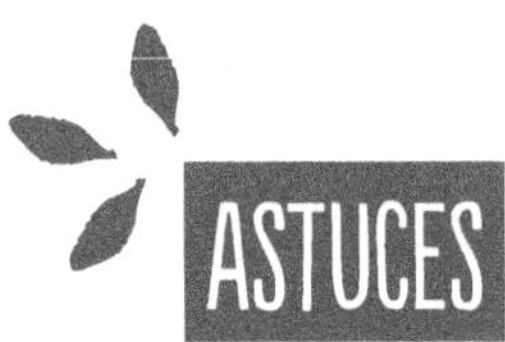

- Bien comprendre la *raw food* avant d'envisager de l'introduire en famille.
- Communiquer dans le respect et l'écoute des besoins de chacun.
- Ni forcer, ni vouloir convaincre, ni vouloir avoir raison.
- Intégrer des préparations crues goûtues sans les revendiquer comme telles.
- Impliquer les enfants (faire germiner des graines, cuisiner ensemble...).
- Pour l'enfant, c'est le résultat gustatif qui compte et non la façon dont cela est préparé.
- Remplacer des aliments controversés pas des alternatives (plus) saines.
- Dédramatiser les exceptions et la vie quotidienne en dehors du foyer (fêtes chez des amis, à l'école...).
- Accompagner l'enfant vers la responsabilisation pour ses choix et ses engagements (par exemple les heures de repas, dîner à la maison oui/non...).

« On a besoin de manger de… » : croyances entretenues par le marketing

« On a besoin de calcium » (donc « l'homme doit consommer du lait de vache »), « on a besoin de protéines » (donc « l'homme doit consommer de la viande ») : la liste de ce type de déclarations est sans fin. Il y a beaucoup de mythes alimentaires qui persistent aujourd'hui. Et que ces mythes perdurent est bien souvent avantageux pour l'industrie agroalimentaire, voire encouragé.

Les croyances ne sont pas seulement influencées par le passé, l'éducation et le vécu personnel de chacun, sinon aujourd'hui surtout par les médias, le marketing et ce que des groupes d'influenceurs communiquent. La majorité de la population ne s'intéresse guère à toutes ces controverses, sauf *in fine* à ce qu'ils mangent tous les jours. C'est comme si ce sujet, pourtant vital et impactant la santé physique, était « délégué » à desdits experts. Ce qu'écrivent les journalistes, ce qui est publié par les ministères, ce qu'on lit dans une publicité, ce que conseille un médecin (même sans s'interroger sur ses qualifications en matière de nutrition) – voilà les experts auxquels la population fait souvent aveuglément confiance. Ce qu'ils disent doit forcément être vrai, juste et sans arrière-pensée, n'est-ce pas ?

Manger cru ne rime pas avec automne et hiver. Faux ! La santé, la vitalité et le bien-être n'ont pas de saisonnalité ! Bien au contraire, le système immunitaire a justement besoin d'être en excellente forme à cette période de l'année.

Quelques astuces pour la période hivernale :
- acheter des légumes racines ;
- cuisiner avec des épices chauffantes (gingembre, cannelle, poivre de Cayenne...) ;
- utiliser le déshydrateur pour légèrement chauffer des plats ;
- préparer des soupes avec de l'eau tiède ou chaude (au lieu de l'eau à température ambiante) ;
- favoriser des plats plus denses et plus enveloppants ;
- se familiariser avec des recettes gourmandes crues pour la période festive ;
- faire – consciemment – une exception de temps en temps.

Il y a tellement d'exemples de personnes inspirantes dans le monde : les athlètes végans de haut niveau, des crudivores en excellente santé dans la durée, des personnes qui ont vaincu des maladies chroniques ou graves par un changement d'alimentation... Ils sont la preuve qu'une alimentation (très) saine et équilibrée est une source puissante de bien-être et de vitalité. De plus, ils invitent chacun à remettre en question les vieux mythes incrustés et à aller à la recherche d'une autre réalité plus saine, plus juste et plus libre – donc à devenir plus indépendant et responsable de soi-même.

Et pour les personnes allergiques ?

Une *allergie alimentaire* est une réaction physique (dans la majorité des cas d'ordre digestif, respiratoire, circulatoire ou cutané) liée au système immunitaire qui agit de façon « erronée ». Il confond des substances alimentaires (souvent des acides aminés qui constituent les protéines) comme envahisseurs et fait tout pour les combattre en fabriquant un anticorps. Le corps est en mode « défense ». Très peu de substances allergènes suffisent pour déclencher une réaction du corps.

Une *intolérance alimentaire* est liée à un mauvais métabolisme (« décomposition incomplète de composants alimentaires en micromolécules ») d'une ou de plusieurs substances alimentaires dans le système digestif. Dans la majorité de cas, c'est la digestion qui est perturbée, souvent à cause d'un manque d'enzymes alimentaires et digestifs. Le syndrome du côlon irritable peut être un symptôme typique. Les intolérances dont on parle beaucoup sont celles au gluten et au lactose (laitages).

La règle primaire – et évidente – est de ne jamais forcer la consommation des aliments qui causent des problèmes. De plus, il peut convenir de faire des tests cliniques et de chercher un avis médical pour bien connaître tous les aliments problématiques (notamment en cas d'allergies croisées). Dans le meilleur des cas, cela cause un grand inconfort (intolérances) ; dans le pire, cela peut être vraiment nuisible, voire mettre la vie en danger (allergies fortes).

En alimentation crue – très bonne nouvelle ! –, deux familles alimentaires souvent problématiques sont justement absentes : les produits cuits contenant du gluten et les laitages. En plus de la question sur la valeur nutritionnelle qu'elles apportent vraiment, leur digestion est complexe, voire gênante. Cela dit, le gluten lui-même – un acide aminé – se digère généralement bien sous la forme crue (en jus d'herbe de blé ou comme baies de blé germées et consommées, par exemple, sous forme de pain d'Essène ou en « granola cru »).

Fortifier le système immunitaire

Généralement, les intolérances et allergies à certains aliments ne sont pas en lien avec la façon de manger (alimentation conventionnelle, végétarien, végane, *raw food*...), mais à leur composition biologique. L'alimentation crue n'est malheureusement pas une réponse miraculeuse ou directe aux allergies alimentaires – en tout cas les intolérances au gluten et au laitage sont définitivement obsolètes.

Cela dit, manger cru renforce indéniablement le système immunitaire. Un nombre impressionnant de maladies auto-immunitaires (par exemple, la sclérose en plaques ou la maladie de Lyme) ont été traitées ou gérées avec succès – voire vaincues[1] – grâce à la *raw food*. Et cela est d'un enseignement extrêmement intéressant pour les personnes concernées par des allergies alimentaires. Peut-être avec le temps une réaction allergique à certains aliments peut s'atténuer, voire disparaître, et ce quand le système immunitaire a retrouvé toute sa puissance – son « meilleur » fonctionnement – et ainsi agir correctement. Il n'y a pas de garantie pour cela, le corps humain est tellement complexe à comprendre avec toutes les interactions biochimiques. D'autres cofacteurs, comme la psyché, le stress et l'environnement sont à prendre en considération également. Pourtant, cela vaut la peine d'essayer.

Écouter son corps, autrement dit devenir plus connecté à son organisme et à son fonctionnement, reste primordial – également en alimentation crue ! On peut se rendre compte que certains

---

1. Des témoignages peuvent être trouvés par exemple sur le site web du Hippocrates Health Institute.

aliments crus (ou cuits) « ne passent pas bien[1] ». On les supprime temporairement de son alimentation – par exemple pour trois semaines – pour voir si cela change le niveau d'inconfort, normalement temporaire et d'ordre digestif. De toute façon, en alimentation crue, il y a toujours l'option de remplacer un aliment cru qui ne convient pas par un autre. Grâce à un mode végétal extrêmement varié, cela n'est pas, dans la vaste majorité des cas, limitant !

Alimentation crue et diététique ayurvédique, points communs et différences

L'ayurvéda est un système de santé indien ancien, incluant des lignes directrices précises et complètes en matière de nutrition. Quatre principes de cet enseignement sont fort intéressants et résonnent parfaitement bien avec l'alimentation crue et vivante.

Premièrement, *le regard sur l'homme dans son intégralité* (l'union entre corps, esprit, comportements et environnement). L'objectif est une vie holistique saine, englobant le développement spirituel, le bon fonctionnement du corps (métabolisme, défense immunitaire, digestion) et une balance physique harmonieuse.

Deuxièmement, *la condition individuelle* est la base pour proposer un traitement ou une alimentation adaptée. Pour cela, on parle de trois constitutions doshiques (*vata*, *pitta* et *kapha* et de formes mixtes) – de principe énergétique – qui caractérisent l'homme dès sa naissance. En termes de nutrition, on propose donc l'évitement ou l'intégration de certaines familles d'aliments en fonction du type

---

1. Pour cette raison – à titre d'exemple –, je ne consomme jamais de graines de lin (sauf sous la forme d'huile) et très rarement d'oignons ni d'ail. Je les remplace par des graines de chia, du gingembre…

de constitution. Même si on peut critiquer le nombre réduit de profils différenciants, l'idée de personnaliser son alimentation et de sensibiliser la personne aux réactions allergiques à certains aliments est intéressante. En effet, au fur et à mesure que l'on mange cru, on cultive sa propre sensibilité par rapport aux aliments : ceux qui fonctionnent mieux pour soi, ceux qu'on digère plus ou moins bien, plus ou moins d'épices, la fréquence des repas et les préférences personnelles en matière de saveurs.

Troisièmement, l'ayurvéda propose des *recommandations générales raisonnables*, qui font sens indépendamment du régime alimentaire. On propose, par exemple, de manger seulement si on a vraiment faim, pas d'en-cas, repas principal le midi, repas léger le soir, manger tranquillement sans distraction, attendre entre trois et six heures entre chaque repas et ne pas manger jusqu'au rassasiement.

Enfin, la diététique ayurvédique est d'abord *une alimentation variée*, riche en végétaux, légumes, fruits, herbes aromatiques et épices, faible en gras. On évite du trop salé, du trop aigre et l'alcool. L'ayurvéda suggère une consommation réduite de viande. Il est également conseillé d'utiliser les aliments frais, non transformés, de saison et de provenance régionale.

« Ancien » n'est pas automatiquement un garant de justesse

Le but principal en ayurvéda est la facilitation de la digestion (« garder le feu digestif *agni* intact »), pensant que la cuisson sert cet objectif[1]. Les aliments chauds et l'amollissement de la fibre sont favorables à cet objectif d'allégement, tandis qu'en alimentation crue l'accent est clairement mis sur *l'apport maximal en nutriments* et le besoin de fibres pour la bonne digestion et la santé qui en découlent.

---

1. On imagine bien qu'il y a 2 000 ans la cuisson était un moyen nécessaire et efficace pour se protéger de bactéries néfastes, de saletés et d'autres éléments potentiellement nuisibles.

En diététique ayurvédique, la préoccupation en termes de nutriments n'existe pas tandis qu'elle est clé en alimentation crue.

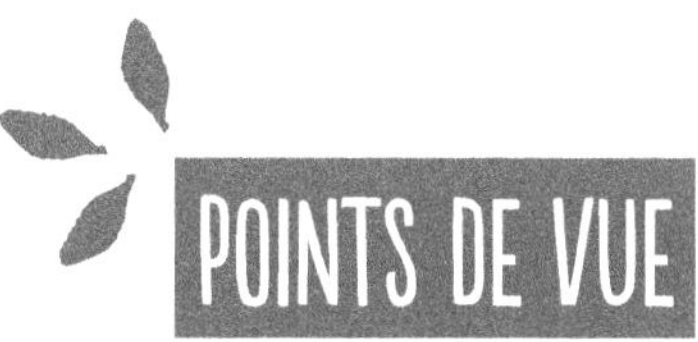

Voici ce que les critiques reprochent à la diététique ayurvédique :

- l'absence de focus sur l'apport, l'équilibre et l'absorbabilité des nutriments (on ne parle jamais de protéines, lipides, vitamines, minéraux et phytonutriments) ;
- le concept des types de constitution trop abstrait et généraliste ;
- le manque de renouvellement des enseignements en regard des découvertes scientifiques (biologiques et chimiques) de l'ère moderne.

Même si l'ayurvéda apporte un système de santé intégrale avec des idées intéressantes, la non-intégration de connaissances modernes et l'absence de discussion sur les nutriments présentent un vrai handicap. D'ailleurs, les aliments crus peuvent même être prescrits en ayurvéda, spécialement aux constitutions *pitta* et *kapha* ; jamais à *vata*, jugé non adapté à ce type.

En fin de compte, l'ayurvéda et la *raw food* proposent deux visions différentes. Chacun décide pour lui-même. En revanche, en choisissant l'alimentation crue, il peut être intéressant d'intégrer l'idée ayurvédique d'utiliser les propriétés énergétiques (équilibrantes, stimulantes) des aliments, des herbes aromatiques et des épices pour mieux « personnaliser » son alimentation[1]. Une sensibilité grandissante pour le corps amène naturellement à la priorisation ou à l'élimination de certains aliments.

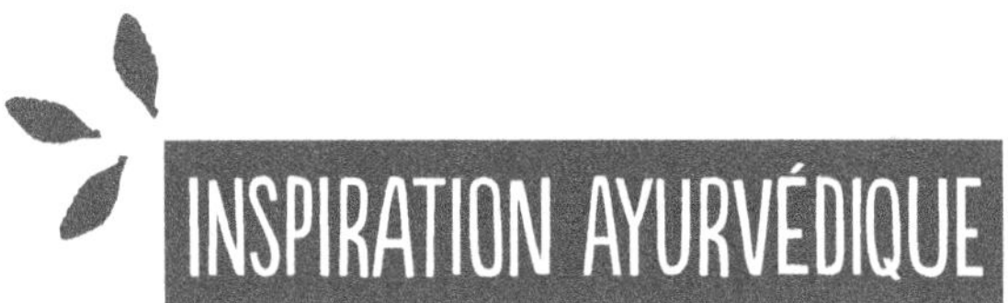

Peaufiner l'équilibre personnel en alimentation crue (exemples) :

- constitution aérée, légère, en mouvement continu, tendance nerveuse *(vata)* :
    - poids plus important d'aliments denses et riches en gras,
    - utilisation de gingembre, cannelle et cardamome comme herbes chauffantes ;

- constitution lourde, digestion lente *(kapha)* :
    - aliments légers ; éviter de manger trop sucré et trop gras,
    - prioriser les saveurs « aigre » et « astringente » ;

- constitution solide, digestion forte *(pitta)* :
    - favoriser la nourriture à saveur douce (pas trop intense) ;
    - limiter les épices trop fortes.

---

1. Gabriel Cousens développe en détail la fusion de la diététique ayurvédique et l'alimentation crue dans ses livres *Conscious Eating* (2000) et *Rainbow Green Live-Food Cuisine* (2003).

Alimentation crue et diététique chinoise, points communs et différences

Comme l'ayurvéda, la diététique chinoise est un système de santé ancien, dont la vocation primaire est de procurer santé, équilibre et longévité. Elle fait partie de la médecine traditionnelle chinoise (MTC), au même titre que l'acupuncture, l'usage thérapeutique de plantes (pharmacopée) et les exercices physiques (qi gong et tai-chi).

La notion d'équilibre, particulièrement importante, est le fondement même de la MTC. À ce titre, on parle d'une force vitale (le *qi*) qui doit être gardée en équilibre. Un corps sain est en équilibre, la maladie serait un signe de déséquilibre. Cet équilibre du *qi* est nécessaire pour la prévention et le soin de maladies. Il serait renforcé par une alimentation équilibrante contenant à chaque repas des aliments de *cinq* natures, représentant *cinq* saveurs et une balance *yin/yang*.

Les *cinq natures* des aliments (froid, frais, tiède, chaud, neutre) ne sont pas définies par la réelle température au moment de la déglutition, mais par un prétendu effet énergétique et physiologique sur les organes. Les *cinq saveurs* sont liées à un organe spécifique (acide/foie ; amer/cœur et intestin grêle ; doux/estomac et rate ; piquant/poumons et côlon ; salé/reins) sur lequel elles sont censées agir. De plus, chaque aliment est également considéré porteur d'énergie *yin* (humide et mou, rafraîchissant – comme la majorité des légumes, fruits et légumineuses) ou *yang* (épicé, réchauffant, revigorant, surtout la viande). Selon cette idée, des aliments *yin* rééquilibrent un corps trop *yang* (par exemple, avoir chaud, sueur, mauvaise humeur, constipation, anxiété) et *vice versa*.

Oser un regard neuf

Même si la diététique chinoise représentait une approche de pointe à l'époque de son invention, elle manque considérablement de raisonnement et de preuves scientifiques car ses principes ont été définis avant la découverte de la biologie et la chimie. De plus, l'absence de la prise en considération des nutriments pose un vrai problème et il y a beaucoup d'incompréhensions et incohérences dans le classement d'aliments : par exemple, la viande de porc est neutre, tandis que le bœuf et le poulet sont considérés chauds-tièdes ; les agrumes sont *yin*, mais les clémentines et mandarines *yang*. Le sujet le plus problématique et dérangeant est celui des caractéristiques énergétiques (*cinq* natures et *cinq* saveurs). La classification manque de clarté et de cohérence. L'impact sur l'organisme et sur certains organes spécifiques ne repose sur aucune vérification scientifique.

Il reste l'impression que la branche alimentaire de la MTC ne s'est pas véritablement modernisée. Elle n'a pas su trouver le lien entre une idée intéressante (l'équilibre en nutrition pour un corps en équilibre) et les connaissances scientifiques d'aujourd'hui.

Par rapport à l'alimentation crue, rappelons que la diététique chinoise ne fait pas de distinction entre la nature énergétique et la température véritable d'un aliment. « Froids » ou « frais » ne font pas référence à un aliment non cuit, sinon aux aliments comme le bœuf, le café, le gingembre, les fritures, le riz et le poulet. Certains nutritionnistes contemporains adeptes de la MTC font l'amalgame entre la nature énergétique d'un aliment et sa température, et ainsi déconseillent catégoriquement de manger cru. Ils stipulent une nature *froide* (et une énergie froide créée dans le corps) de la *raw food*, même si les natures froides et fraîches en diététique chinoise ne sont liées ni à la façon de cuire ni à la température. En alimentation crue, le plus important est l'équilibre nutritionnel (contenu et assimilabilité de nutriments), dont l'organisme a besoin et qui est validé par la recherche scientifique. Par conséquent, il paraît difficile d'intégrer simultanément la diététique chinoise et l'alimentation crue dans son quotidien.

CE QUE JE PENSE DANS LE FOND DE L'ALIMENTATION CRUE

Identifier et conscientiser ses pensées est primordial pour toute transformation. Voici des questions qui peuvent vous orienter vers une meilleure compréhension de ce que pensez véritablement de l'alimentation crue.

En trois mots, « alimentation crue » signifie pour moi... (par exemple, une mode, impossible, exagération, carences, bénéfique...) :

....

Manger cru me paraît possible, car / si / à condition de... (par exemple, être accompagné, selon mon rythme, je veux vraiment retrouver ma vitalité d'antan...) :

....

....

Manger cru me paraît impossible, car / si / à condition de... (par exemple, mon conjoint ne comprendra pas, mon manque de volonté, j'aurai des carences...) :

....

....

Si je pouvais (re)trouver un état physique, émotionnel ou mental autre grâce à l'alimentation crue, je me sentirais... (par exemple, bien dans ma peau, fort et dynamique, moins angoissé, radieux, plus dans les doutes...) :

....

....

Vos réponses vous donnent des indicateurs sur vos appréhensions par rapport à l'alimentation crue. Avez-vous envie de les remettre en question ?

Si oui, lesquelles de ces croyances et idées reçues seriez-vous curieux de renverser ?

Partie 2

COMMENT PASSER À L'ALIMENTATION CRUE ?

Chapitre 5

METTRE TOUTES LES CHANCES DE SON CÔTÉ POUR RÉUSSIR

Changer de comportement de façon consciente

La relation personnelle que chacun entretient avec la nutrition joue sur les émotions, les croyances et les pensées. Intégrer une quantité plus importante de nourriture crue de façon régulière ou même devenir graduellement un crudivore peut constituer une rupture dans la vie d'un individu. La personne est alors confrontée à l'élimination d'un certain nombre d'aliments… et à l'ajout d'autres. C'est à ce moment-là que l'idée de « faire autrement » se heurte habituellement à un nombre de voix intérieures d'ordre émotionnel et mental. Comme la transformation nutritionnelle commence dans *la tête* et *le cœur*, comprendre les grands principes du processus de changement se révèle très utile.

Généralement, un crudivore ne parlera pas de *régime* alimentaire, mais de mode de vie ou de décision libre et consciente. Le choix de l'alimentation crue n'est ni un sacrifice ni une contrainte imposée, mais est guidé par l'envie et l'élan de manger sainement et savoureusement. La question d'une durée limitée (critère typique d'un régime) en mangeant cru et végan ne se pose donc pas.

Aujourd'hui, pour demain – pour toujours ?

En effet, dans n'importe quel domaine de la vie, ne constitue un changement que ce qui n'a pas de date limite ou d'expiration. Tout le problème des régimes est là : une fois l'objectif atteint (souvent la perte de poids), le régime alimentaire est assoupli, voire abandonné. La suite est bien connue : l'effet yo-yo et l'incapacité de maintenir les résultats dans la durée. Une réelle transformation (mieux encore une transmutation) est celle où le nouveau mode d'alimentation (pas forcément cru à 100 %, mais en fonction de ses envies, besoins et des réalités de la vie de chacun) est mis en place pour une durée illimitée (au moins pour un an) – ce qui n'empêche nullement des ajustements au fur et mesure.

Comprendre les émotions pour décoder
le contenu de son réfrigérateur

Direct, le lien entre l'état émotionnel d'une personne[1] et sa façon de se nourrir est très fort. La nourriture, comme d'autres objets et activités (la sexualité, l'activité physique, le travail, l'alcool, les drogues...), se prête bien pour *manager* ses émotions (refoulement, les maintenir sous cloche, trouver un équilibre émotionnel artificiel). Cela semble plus évident dans le cas d'une alimentation excessive

---

1. D'autres facteurs sont également à prendre en considération : l'héritage culturel, l'éducation, le niveau social, l'aisance financière ou l'état de santé (par exemple, une carence en nutriments chronique qui peut conduire à manger frénétiquement).

(frénésie ou troubles alimentaires…), mais peut également s'observer quand le contrôle de son alimentation devient une obsession et/ou un handicap.

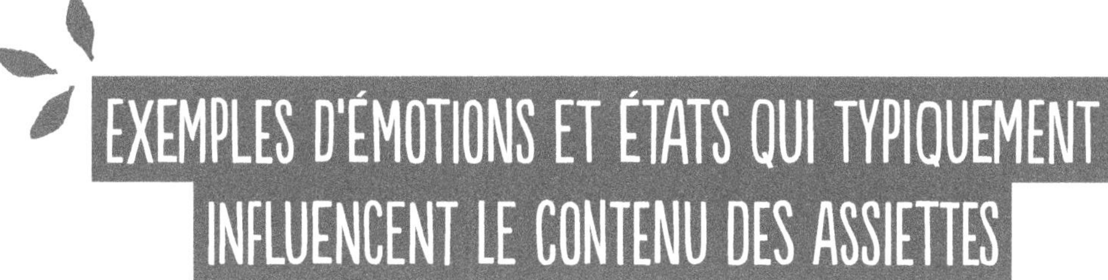

- Solitude (« Je me sens seul depuis ma rupture amoureuse il y a deux ans »).
- Tristesse (« En fait, je suis triste depuis… »).
- Vide (« Il me manque de l'excitation dans ma vie… »).
- Refoulement d'une colère (« Manger me permet de ne pas sentir que… »).
- Avidité (« Les autres ont toujours plus de chance… »).
- Récompense (« La vie est dure, donc je mérite… »).
- Contrôle (« Au moins, mes parents ne peuvent pas contrôler ce que j'avale… »).
- Insécurité (« Comment je vais pouvoir trouver un travail… »).

En conscientisant ces états, émotions et pensées, on peut décoder les messages cachés afin de mieux prendre en main une situation. Il ne s'agit pas de se juger ou se critiquer, ni de vouloir éradiquer des émotions ou encore d'aller contre soi. Dans un premier temps, il est juste suggéré d'observer, de regarder et de sentir – de faire en quelque sorte un inventaire de ce que disent les voix intérieures.

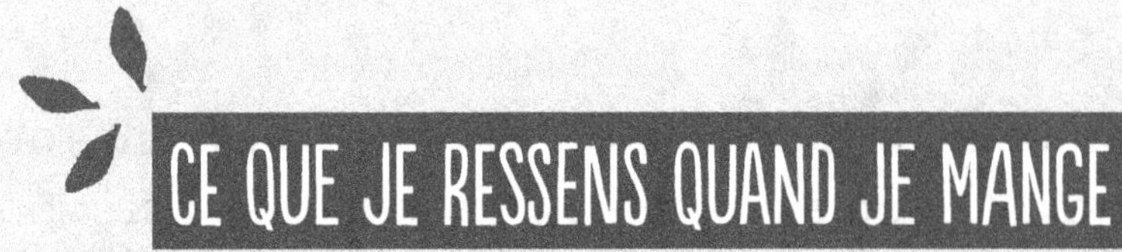

Plus je comprends que mon comportement alimentaire peut être lié à certains de mes états émotionnels, plus je comprends ce que dans ma vie je peux commencer à regarder de plus près ! Une transformation commence avec une prise de conscience, suivie par l'élan de vouloir changer la situation.

Les trois aliments dont je ne peux me passer ! (par exemple : fromage, steak, gâteau au chocolat…)

Qu'est-ce que je ressens après avoir mangé ces aliments ? (par exemple : honte, colère, joie, tristesse, mauvaise conscience, euphorie, mérite…)

Comment je me sens physiquement après avoir mangé ces aliments ? (par exemple : fatigué, super content, ballonné, gonflé, rassasié…)

Globalement parlant, quels sont mes trois besoins fondamentaux dans la vie ? (par exemple : sérénité, respect, excitation, plaisir, sécurité, indépendance, connexion à l'autre…)

Nos besoins fondamentaux sont un bon point de départ pour décoder notre approche nutritionnelle.

Prenez un moment pour sentir en quoi ces besoins sont nourris ou pas.

Regardez si vous pouvez faire un rapprochement avec votre comportement alimentaire.

D'expérience, plus une personne se sent stable émotionnellement, plus il est facile de mettre en place une transformation alimentaire et de changer durablement sa relation avec la nutrition. De sorte que manger (plus) sainement, faire des choix alimentaires conscients et prendre soin de soi-même et de son corps devient rapidement un automatisme (par exemple : « Oui, je déguste – avec plaisir – tel plat gras et sucré », « Oui, je peux renoncer à tel aliment »).

Par conséquent, si l'on souhaite installer une transformation alimentaire durable, il est généralement recommandé de commencer avec un inventaire émotionnel et d'avoir un regard profond et bienveillant sur soi-même et ses émotions. Il n'est pas rare – c'est d'ailleurs une excellente base pour mieux réussir – qu'un développement personnel accompagne un changement comportemental en nutrition.

Le piège du plaisir

Le circuit de la récompense, largement étudié en biologie et en psychologie, est un système fondamental impliquant différentes parties du cerveau de l'homme. Il s'agit d'un circuit neuronal qui guide le comportement humain par rapport aux plaisirs et peines. L'homme a dû développer ce mécanisme lors de son évolution pour assurer sa survie. Evidemment, l'homme ressent une motivation dans la recherche d'une récompense et souhaite éviter la punition.

On parle de circuit car il intègre l'action stimulante du neurotransmetteur dopamine. Ce messager chimique, qui assure le lien entre le cerveau et les bandes de communication nerveuses, indique à l'organisme le vécu d'un plaisir. De plus, la dopamine opère comme un agent motivateur pour renouveler l'expérience plaisante. L'activité mentale (« si je fais ça, je ressens tel plaisir ») oriente les actions et choix de l'homme et influence aussi sa recherche du plaisir.

Le boomerang de la quête du plaisir

Donc, l'homme (et les autres mammifères) est motivé par la recherche du plaisir (« ça fait du bien ») et l'évitement de la peine (« ça fait mal »). Autrement dit, on cherche « activement » la stimulation de dopamine[1]. Lié à la dopamine existe un autre neurotransmetteur, la sérotonine. Elle régule entre autres[2] le sentiment de bien-être ainsi que la bonne ou mauvaise humeur : « je me sens bien », « je ne me sens pas bien », « j'ai un sentiment d'anxiété », « je me sens déprimé ».

Certaines substances (comme l'alcool et les drogues) et certains comportements (parfois compulsifs) agissent directement sur le niveau de dopamine et de sérotonine – et ainsi sur le circuit de récompense. La motivation de poursuivre le plaisir est alors activée. Avec le temps, le corps réclame de plus en plus ces substances pour en maintenir un niveau satisfaisant. Il veut en sorte « garantir » un sentiment de bien-être. Le cercle vicieux a commencé.

« Nutri »-drogué

Et la nourriture ? C'est une substance aussi efficace que d'autres pour stimuler le plaisir. La logique et le risque de démarrer un cycle vicieux sont exactement les mêmes : « Telle nourriture me plaît, elle stimule le niveau de dopamine (« c'est bon ») et de sérotonine (« je me sens bien »). J'en mange abondamment, de plus en plus, jusqu'au point de ne plus pouvoir m'en passer ». Se priver de tel aliment active une baisse en sérotonine (« je ne suis pas content », « je suis de mauvaise humeur car je dois me priver de tel aliment »). Pour beaucoup de personnes, surtout celles dont l'alimentation est particulièrement

---

1. Il existe une controverse à savoir si le niveau de dopamine influence surtout *la motivation de poursuivre* le plaisir ou le niveau de plaisir *lui-même*.

2. La sérotonine impacte également les comportements sexuels, le cycle veille-sommeil, la douleur, le contrôle moteur, la dépression et les comportements agressifs.

déséquilibrée, comprendre ce système de récompense est essentiel au moment de démarrer une transformation alimentaire. Devenir crudivore – ce qui entraîne l'élimination de certains aliments – peut être un choc pour ce système qui régule le plaisir.

La nourriture, comme d'autres substances (drogue, alcool...) et activités (travail, sexualité...), stimule les neurotransmetteurs dopamine et sérotonine. Ainsi, on peut devenir « addict » à la nourriture !

« Bien » n'est pas forcément « bon »

Il y a une grande différence entre « manger tel aliment, ça fait du *bien* » et « c'est *bon* pour moi et mon organisme ». Parfois même, ce qui fait du bien (par exemple, manger des chips et boire des sodas) n'est pas du tout bon pour l'organisme. Dans les années 1950, Burrhus Frederic Skinner, psychologue et chercheur en behaviorisme, avait déjà observé ce phénomène chez les rats lors de tests en laboratoire. Des rats préféraient s'épuiser ou même mourir pour recevoir une récompense (en devant appuyer sur une pédale) plutôt que renoncer à tel ou tel plaisir et économiser leurs forces !

C'est exactement ce qui se passe par rapport à la drogue et la nourriture, ce qu'on peut appeler le « piège du plaisir »[1]. Les personnes sont prisonnières de la libération de dopamine et de sérotonine et du sentiment de bien-être. Elles préfèrent (inconsciemment) mettre en péril leur santé à renoncer aux plaisirs provoqués par différents types d'aliments (ou la drogue). Alors, le renoncement à certains aliments, manger autrement et rester motivé et persévérant dans la durée peut devenir un scénario presque impossible à réaliser.

---

1. Décrit par Douglas J. Lisle dans le livre *The Pleasure Trap* (non traduit).

Par conséquent, changer son alimentation et manger plus sainement aura toujours – plus ou moins fortement – un impact temporaire sur le niveau de bien-être et le plaisir ressenti. En tout cas, être de mauvaise humeur, douter de son choix de manger différemment ou expérimenter des envies pour certains aliments est tout à fait normal. Cela s'explique par ce système biochimique dans le cerveau. Ces différentes gênes sont temporaires et dépendent également du niveau réel de motivation. Plus on est motivé, moins la transformation sera difficile.

Expérimenter une forme de désintoxication

Calmer et rééquilibrer le système de récompense prend du temps. Certains comportements alimentaires et aliments peuvent être considérés comme des drogues, car ils impactent très fortement la sensation de plaisir, sans pourtant être bénéfiques pour l'organisme. Ainsi, il est possible d'expérimenter des symptômes de détox (envies, mauvaise humeur, vouloir abandonner...), similaires à ceux vécus lors d'une cure de désintoxication. C'est à ce moment qu'on peut se sentir mal, même si ce qu'on mange est bon, sain, nourrissant et curatif pour l'organisme. Ce passage n'est pas facile pour tout le monde et peut prendre plusieurs semaines ou mois. Comprendre ce mécanisme est une nécessité. Bien choisir le mode de transformation et la vitesse de mise en place en est une autre.

Quelques clés pour comprendre les étapes du changement

Une transformation se construit nécessairement en plusieurs étapes. Une approche simple, inspirée du coaching professionnel, est la courbe de transformation (aussi appelée « vague du changement » ou « cycle de la crise »).

Lors d'un changement, il est tout à fait normal que des émotions et pensées se manifestent plus ou moins violemment. Comprendre la logique d'un changement facilite une meilleure compréhension de son état actuel, de ses émotions et pensées. Cette étape est nécessaire pour faire baisser la tension intérieure, éviter l'autocritique et ainsi pouvoir plus efficacement passer le cap.

Quand une transformation alimentaire se fait progressivement à la suite d'une transmutation naturelle de conscience et est accompagnée d'une vraie motivation, le changement est vécu de façon fluide et sans trop de désordres émotionnels.

Par contre, quand l'alimentation doit être modifiée pour des raisons médicales (donc, vécue comme subie de l'extérieur), une certaine agitation émotionnelle et mentale apparaîtra probablement. La courbe de changement est particulièrement intéressante pour décoder les sensations multiples qu'on peut expérimenter.

Un beau tour émotionnel de montagnes russes

Un sentiment de culpabilité peut surgir à tout moment. Il est lié à un jugement (de soi-même) et/ou à un regard supposé de l'extérieur. Se rendre compte du décalage entre une nutrition saine et équilibrée et sa propre façon de manger déclenche – souvent inconsciemment – un sentiment d'infériorité et de culpabilité. La rencontre avec un nutritionniste ou une personne en pleine forme et vigilante quant à son alimentation peut également conduire à une émotion diffuse de mal-être. Derrière peut se cacher une sensation de culpabilité. En effet, la personne peut être horrifiée – toujours inconsciemment – à l'idée qu'on puisse la blâmer pour son état de santé, son surpoids et ses maladies. Car si un mode de vie sain et équilibré aide à prévenir des maladies, il est aussi logique qu'un mode de vie malsain engendre des problèmes de santé. L'idée essentielle est de devenir responsable dès maintenant et s'engager dans une voie positive, vers un changement – à son rythme.

Courbe de transformation

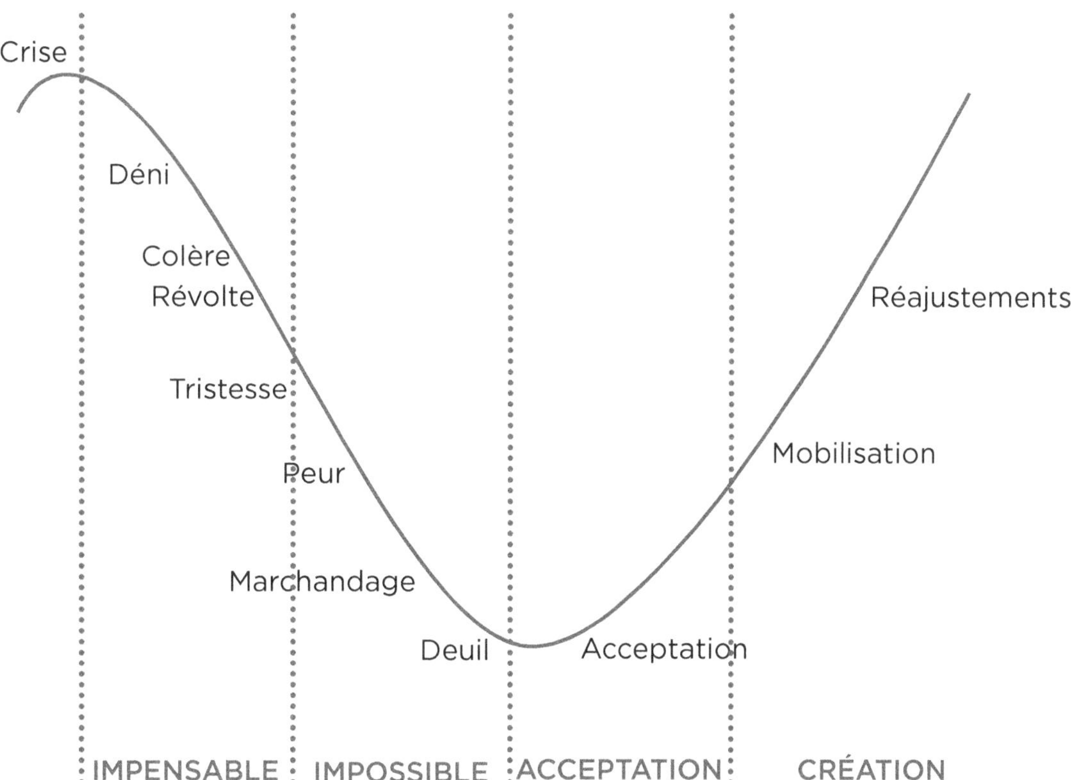

À chaque étape de la courbe de transformation, on rencontre différentes émotions et pensées. Passer d'une étape à la suivante se fait de façon fluide, mais parfois avec des allers-retours. De plus, le temps passé dans différentes phases varie, bien entendu, d'une personne à l'autre. Le processus n'est pas forcement linéaire. Il donne des notions globales pour mieux situer ses émotions. Les premières phases (déni, colère, tristesse, révolte et marchandage) peuvent être vécues simultanément et/ou dans un ordre chronologique différent.

Crise ou choc

Il s'agit du point de départ, normalement un acte subi ou une situation qui devient insupportable. Il peut s'agir de la découverte d'une maladie, d'une condition de santé à risque ou de l'exaspération ressentie d'être victime de pathologies chroniques (problèmes digestifs, manque d'énergie ou allergies alimentaires, etc.). Un commentaire indélicat sur une prise de poids, un regard extérieur ou une photo révélatrice sont souvent un déclic. Ce moment de « réveil » n'est pas forcément vécu de manière négative ou traumatique. La quête spirituelle peut également amener sur le chemin d'une nutrition saine, comme les préoccupations éthiques pour les animaux et leur traitement. D'autres personnes, encore, sont affectées après avoir regardé des émissions télévisées sur la nutrition, la santé, les nutriments.

Déni

Généralement on observe peu d'émotions dans cette phase. La situation est vécue de façon plutôt refoulée, c'est-à-dire inconsciemment. Le mental est très « malin » pour garder temporairement le déni en vie. Il peut, par exemple, ridiculiser la quête d'une alimentation saine ou banaliser la gravité d'une condition médicale. Voici des phrases prononcées typiquement :

- « Je vais bien, de toute façon » ;
- « C'est les gènes », « De toute façon, mon diabète est héréditaire » ;
- « Je suis trop stressé pour... » ;
- « Je ne suis pas un lapin quand même » ;
- « Cela n'est pas si grave », « Manger un peu de tout, c'est bien ».

Colère ou révolte

C'est le moment de se mobiliser et de réclamer son droit à l'insouciance au niveau alimentaire, à l'indulgence gourmande sans limites et aux plaisirs gustatifs éternels. Et tout cela « sans conséquences pour la santé et le bien-être physique ». Même si la colère contient une énergie positive (celle de s'engager et s'activer pour ses propres intérêts), en matière de nutrition, il est plutôt question de vouloir aller à l'encontre d'un principe de corrélation directe entre mode de vie et santé. On rencontre, par exemple, un rejet ou même une condamnation des propos d'une alimentation saine, une sublimation du mode de vie conventionnel ou encore une posture têtue et fermée. En tout cas, à ce stade, la personne croit encore sincèrement (contrairement au marchandage intérieur qui intervient plus tard) pouvoir bien s'en sortir sans modifier sa relation avec la nutrition. Donc, on entend par exemple :

- « Mais Untel dit que tel aliment est bon pour la santé. »
- « L'évolution humaine permet qu'on puisse tout digérer. »
- « Ça deviendrait trop compliqué et contraignant. »
- « C'est trop extrême, je ne pourrai plus rien manger », « Il ne faut pas non plus exagérer. »
- « Je veux quand même vivre un peu. »
- « Manger est d'abord un plaisir. »
- « Arrêtons de ne parler que de nutrition saine. »

Scénario A

Personne A dit : « Je mange cru et végan, c'est si bon, je me sens merveilleusement bien ! »

Personne B répond :
« C'est trop extrême, cela ne peut pas être sain ! » ou
« Mais tu ne t'inquiètes pas d'une carence en protéines ? » ou
« Moi, je mange équilibré et plutôt sain déjà » ou
« Mais mon nutritionniste m'a dit que... »

Scénario B

Personne A dit : « Je mange cru et végan, c'est si bon, je me sens merveilleusement bien ! »

Personne B répond :

« C'est curieux, c'est la première fois j'entends parler de la *raw food*. Là, je veux en savoir plus ! Cela m'intrigue, en effet, tu as l'air en pleine forme. Raconte-moi !... »

La défensive, la justification, la critique, la négation, la ridiculisation, l'attaque peuvent être des stratégies inconscientes en réponse, par exemple, aux sentiments d'infériorité, de supériorité, de culpabilité, de jalousie ou d'insécurité.

En mettant l'accent sur l'exploration de ses propres états émotionnels, la curiosité et l'écoute pourront éventuellement être mises à profit afin de vouloir mieux comprendre ce que l'autre a à dire ou peut-être à transmettre – pour ensuite en déduire son propre verdict pour soi.

Tristesse et peur

Le sentiment de tristesse est habituellement lié à diverses peurs. Contrairement à la colère, on se sent faible, impuissant et incapable de faire face au défi. Il manque un élan motivant et stimulant. La personne peut se sentir paralysée. Il règne une vision négative et pessimiste, qui se manifeste à travers des phrases comme :
- « De toute façon, je ne vais jamais y arriver. »
- « Manger comme ça, c'est fade, sans goût. Ce n'est pas bon. »
- « Perdre autant de poids, c'est impossible. »
- « En fin de compte, je vais devoir vivre avec telle maladie. »

Marchandage intérieur

Voici un moment clé de la transformation : la personne n'a pas encore pu accepter ce qui est, elle est encore opposée à un changement alimentaire. En revanche, contrairement à la colère, il y a déjà une partie de conscience qui s'installe : celle de devoir changer quelque chose. Ce marchandage intérieur est comme une négociation de différentes parts intérieures dont une veut encore croire au non-changement (ou au mini-changement). Elle considère le maintien de l'état actuel comme une option viable, même si les autres parts savent bien qu'une modification de comportements alimentaires sera nécessaire et non négociable. Cette part a envie de rester dans l'illusion : « Si je faisais un petit peu de ça, cela pourra être comme avant. » On essaie de se rassurer, de faire baisser un sentiment de culpabilité ou de trouver une excuse à laquelle on peut continuer à croire. Bien entendu, toutes les émotions (comme la colère, la tristesse et la peur) peuvent s'y mêler et se manifester. Parfois, les premiers pas timides d'une transformation alimentaire font encore partie du marchandage intérieur :

- « Manger crée des liens sociaux, donc je ne peux pas… »
- « J'ai trop de dîners professionnels, je ne pourrai jamais… »
- « C'est l'équilibre qui compte, un peu de tout, c'est bien. »
- « Finalement, je ne vais pas si mal. »
- « Un jus frais de temps en temps, ça sera déjà très bien. »
- « Non, cela n'est pas possible, la vie est déjà assez dure comme ça. »

Deuil

Le deuil représente une étape préalable à la percée décisive. Réaliser que « je ne peux pas continuer comme avant » est nécessaire dans tous les cas, avant qu'une quelconque motivation stable pour la transformation puisse émerger.

Acceptation

La véritable acceptation ne se fait pas au niveau mental (l'acceptation dans la tête est plutôt un acte de reconnaissance), mais au niveau émotionnel. Au moment où il n'y a plus une forte charge émotionnelle (par exemple : colère, révolte, tristesse ou peur), on peut enfin véritablement parler d'acceptation. En tout cas, elle aussi est un préalable pour les actions et décisions justes :

- « Tel aliment perturbe toujours ma digestion, je vais le supprimer et trouver un substitut. »
- « Vu ce que je mange, forcement j'ai grossi / évidemment j'ai des soucis de santé. »
- « Je peux être acteur de mon bien-être physique, l'alimentation est un outil pour y arriver. »
- « En fait, je n'ai pas besoin de manger comme les autres et pourtant je peux profiter de la convivialité lors d'un dîner. »

Mobilisation

C'est le moment d'agir (consulter un expert, s'informer sur Internet, lire des ouvrages, expérimenter de nouveaux aliments et restaurants, échanger avec d'autres personnes...) et de prendre des engagements vis-à-vis de soi-même. Typiquement, la sensation est positive et dynamique, car on mesure le cheminement mental et émotionnel parcouru. C'est comme si on sortait enfin de l'ombre pour retrouver la clarté :

- « Qu'est-ce que je suis prêt à faire et à mettre en place ? »
- « Quelle promesse suis-je prêt à tenir et pour quelle durée ? »
- « Quels changements nutritionnels suis-je prêt à tester ? »

Réajustements

Il arrive fréquemment que l'enthousiasme initial (« c'est si simple », « je me sens si bien ») soit mis à l'épreuve, par exemple lors d'un dîner professionnel, pendant les vacances ou par une envie soudaine pour un aliment précédemment supprimé. Des pensées comme « j'ai triché » ou « je n'ai pas perdu tant de kilos » peuvent constituer un coup démoralisant et déclencher un doute, aussi appelé « réveil brutal ». C'est précisément à ce moment-là qu'un réalisme nécessaire – souvent pas encore présent au moment de la première mobilisation – invitera à revoir ses engagements, convictions et actions. On se pardonne d'avoir « triché » et on adapte son alimentation si besoin, pour trouver la voie, les engagements et le rythme juste qui conviennent.

Retrouver la terre ferme et stable

La preuve d'avoir trouvé un équilibre convenable pour soi-même est de pouvoir facilement gérer une routine quotidienne et maintenir ses engagements. On s'approche du moment où on atteint ses objectifs (par exemple poids, vitalité ou marqueurs biologiques) sans pour autant vouloir revenir aux anciens modes alimentaires. On est en bonne voie quand on vit son alimentation sans prise de tête, dans la légèreté, la joie et la facilité.

Le jus vert du matin devient un automatisme ; les plats gras, riches et non équilibrés en restaurants d'entreprise perdent de leur attrait. On mange selon ses propres principes indépendamment de ce que font ou disent les autres. Ne pas avoir besoin de commenter et discuter en permanence ses choix alimentaires, et en même temps pouvoir faire une exception de son mode alimentaire sans déclencher un drame émotionnel, voilà l'idée d'une transformation complètement réussie.

Chapitre 6

METTRE EN PLACE UNE STRATÉGIE DE CHANGEMENT

La mise en pratique de l'alimentation crue n'est pas vraiment compliquée. Il s'agit comme pour la cuisine conventionnelle d'envie de cuisiner, de créer un plat, de jouer avec textures, saveurs et couleurs et du plaisir de déguster et savourer. Les différences majeures concernent principalement :

- le choix du nombre de crudités à intégrer dans son alimentation journalière ;
- le type de changement à envisager ;
- la volonté personnelle d'éliminer certains aliments (viande, produits laitiers, aliments transformés…) ;
- la familiarisation avec de nouveaux aliments (par exemple : graines de chanvre, graines de chia, graines germées, caroube…) ;
- les gestes typiques en cuisine crue pour diversifier les préparations : extraire, mixer, broyer, faire germer, fermenter et déshydrater ;

- les principes de substitution de plats habituels : soit comme astuces pour remplacer des préparations traditionnelles, soit pour une alimentation crue plus élaborée et « gourmet ».

S'y ajoute évidemment (comme dans le cas d'une alimentation conventionnelle, même si peu de personnes y pensent vraiment) de veiller à l'apport nutritionnel équilibré – surtout au début de ce nouveau mode de vie. En alimentation crue, cela passe essentiellement par s'assurer de quantités protéiniques suffisantes et éviter une surconsommation de matières grasses (huiles, noix, avocats). L'ample usage de légumes variés et la consommation modérée de fruits permettent généralement la bonne couverture de besoins en micronutriments.

Petit panorama des différentes stratégies qui s'offrent à vous

Il n'y pas une seule bonne stratégie pour adopter l'alimentation crue. Chacun est différent, chaque personne a ses propres motivations, enjeux, limitations et objectifs. Chaque approche transformationnelle a des avantages et inconvénients. Il est également impossible de prédire un taux de réussite dans la durée, car il y a nombre de facteurs individuels qui influent sur la situation et l'écosystème d'une personne.

Chacun son mode « idéal » de transformation

Une question sous-jacente reste la proportion de son alimentation à remplacer par le cru. Il s'agit d'une réflexion totalement personnelle qui n'a pas forcément besoin d'être tranchée au démarrage. D'expérience, ce sont l'intégration graduelle de l'alimentation crue de façon équilibrée et intelligente et l'expérimentation d'effets bienfaiteurs qui motivent d'aller plus loin au fil du temps.

Une transformation alimentaire (sauf en cas de graves maladies ou conditions chroniques et pathologiques) n'est pas une course contre la montre ; elle doit rester globalement agréable et gérable sans trop de perturbations émotionnelles. Sinon, cela peut indiquer un rythme trop rapide ou une déviation trop importante de ce que la personne peut gérer mentalement, physiquement et émotionnellement à un moment donné.

Voici différentes stratégies de transformation vers l'alimentation crue, partant de la plus drastique à la moins impliquante.

Stratégie de transformation	Les +	Les −
Arrêter le cuit d'un seul coup, adoption abrupte de la *raw food*	Pour les personnes très motivées et ayant déjà une alimentation plutôt saine et consciente. Immersion totale dans l'alimentation crue. Expérimentation rapide (ou immédiate) d'effets positifs.	Peut perturber le système digestif temporairement. Besoin de pouvoir organiser le mode de vie cru (faire les courses, en cuisine, sur le lieu de travail…). Nécessité de la compréhension des principes de nutrition pour assurer une alimentation équilibrée.
Approche mi-temps : quelques jours crus, quelques jours cuits (par exemple : alimentation crue en semaine ; cuit en week-end)	Permet la prise en compte de l'environnement (enfants, famille, travail, voyages…). Impact positif perceptible et visible plutôt rapidement. Donne du temps à l'organisme de s'habituer.	Peut perturber le système digestif temporairement. Risque de progressivement abandonner l'alimentation crue et revenir aux anciennes habitudes.

Stratégie de transformation	Les +	Les −
Convertir un repas par jour en *raw food* (par exemple : « chaque déjeuner ou dîner je mange cru »)	Plus facile à tenir et à mettre en place sur une durée déterminée. Expérimenter ce qui marche plus ou moins bien. Permet de se familiariser progressivement avec la diversité de l'alimentation crue.	Effets bienfaisants plus réduits. Immersion moins profonde, spirale vertueuse de transformation limitée.
Ajout d'aliments crus (par exemple de graines germées, jus et smoothies, algues et légumes crus)	Facile à mettre en place. Permet l'adaptation progressive du système digestif, tout en assurant un meilleur apport en nutriments. Peut se faire sans que l'environnement soit affecté (travail, dîner, famille…).	Immersion moins profonde, risque de s'en contenter. Continuation de consommer des aliments déconseillés et néfastes. Risque que cela ne suffise pas à faire basculer dans une spirale vertueuse.
Elimination (ou réduction) de certains aliments (par exemple réduction ou élimination de : viande, sucre raffiné, produits laitiers et aliments cuits)	Impact positif sur le bien-être physique, souvent visible rapidement. Plus efficace, si simultanément on ajoute des aliments crus.	Syndrome de régime : difficile à maintenir dans la durée. Peut perturber l'équilibre nutritionnel, si l'élimination n'est pas accompagnée d'une approche plus globale.
Jeûner comme point de redémarrage d'une alimentation (plus) saine	Remet les systèmes physique, gustatif et émotionnel à zéro. Retrouver la motivation pour s'occuper de soi-même et améliorer son alimentation.	Le jeûne seul n'est pas encore une transformation, mais un point de départ.

Stratégie de transformation	Les +	Les –
Une détox pour expérimenter l'alimentation crue, les jus et smoothies	Temps et engagement limités. Impact potentiellement visible rapidement. Un point de départ qui peut provoquer un virage de conscience.	Peu impliquant. La satisfaction avec un bon résultat peut faire revenir rapidement les anciennes habitudes alimentaires. Risque de déséquilibre nutritionnel (manque de protéines, nutriments…).
Remplacer l'aliment cuit par le même aliment cru (par exemple courgettes cuites versus spaghettis de courgettes crues ou lentilles cuites versus lentilles germées)	Facile à mettre en place. Expérimenter le cru doucement, sans trop changer son alimentation. Une première étape dans la bonne direction.	Peu impliquant. Effets visibles plutôt limités.
Réduction du temps de cuisson de légumes	Facile à mettre en place. Un premier pas dans la bonne direction. Pas ou peu de risques de perturber le système digestif.	Peu impliquant. Impact sur le corps probablement invisible.
Le plus petit pas possible (« le PPPP »)[1] : un seul engagement à la fois (pour la journée, la semaine, le mois…)	Un premier pas dans la bonne direction. Mise en mouvement vers la transformation.	Impact plutôt de l'ordre émotionnel et mental, mais non physique.

---

1. Terme utilisé par Vincent Houba (fondateur des Architectures Invisibles) et Stéphanie Riot (fondateur de NoveTerra).

Ces différentes stratégies peuvent bien sûr être mises en place progressivement en fonction des envies et de la capacité d'évoluer sur le chemin personnel de transformation.

Dans toutes ces approches, il y a toujours l'idée prioritaire d'« ajouter un aliment sain » (graines germées, algues, graines, légumes…) avant d'« éliminer un ingrédient » (viande, sucre, pain, plats transformés…). D'abord, pour le mental, ajouter est plus facile que le sacrifice lié à l'acte de suppression. De plus, l'abondance en nutriments dans l'alimentation crue peut bien faire baisser naturellement, au fur et à mesure, les envies opprimantes d'aliments déconseillés.

Dans le doute, l'idée est simple :
« J'ajoute, avant de supprimer. »

Ma proposition : une transformation en 10 étapes

Voici, à titre d'exemple, une proposition pour construire progressivement un mode de vie cru. Bien évidemment, adopter le cru d'un jour à l'autre est parfaitement possible mais ne réussit pas à tout le monde dans la durée.

Cette suggestion prend en compte le principe de donner la priorité à l'ajout d'aliments sains avant de passer à la phase de suppression ou de réduction. Les étapes 1 à 6 peuvent être mises en place simultanément. La vigueur et le degré d'implication avec lesquels on intègre ces phases dans son quotidien (tous les jours, à chaque repas, plusieurs fois par semaine…) dépendent de la personnalité, la disponibilité et l'élan de chacun.

1. *Ajout régulier de jus verts et de jus de légumes.*
   - Apport important de (micro)nutriments.
   - Faciles à absorber.
   - Zéro trouble pour le système digestif.

2. *Ajout régulier de graines germées et jeunes pousses.*
   - Apport important de nutriments.
   - Digestion simple.
   - Achat en commerce biologique ou germination (simple) à la maison (être témoin journalier de la force vitale de la Vie).

3. *Intégration de compléments alimentaires à base de plantes.*
   - Non pas pour remplacer une alimentation riche en nutriments assimilables, mais pour réduire le risque de carences potentielles auquel tout le monde doit faire face. Des compléments ne sont pas des aliments, mais des remèdes temporaires.
   - Ne pas considérer une carence comme une déficience en suppléments, mais comme une déficience en aliments végétaux non transformés.
   - Compléments en vitamine B12 et vitamine D3 (par exemple des marques américaines LifeGive et Garden of Life ; les deux sont produites à basse température et d'origine végétale ; disponibles sur Internet).
   - Chlorelle (capteur de toxines et apport en protéines).
   - Pour le système digestif : cures probiotiques et du psyllium.
   - S'abstenir de compléments synthétiques fabriqués par l'industrie pharmaceutique[1]. Perte d'oxygène, d'enzymes et de cofacteurs nutritionnels en cas d'extraction de vitamines et minéraux individuels même provenant de source naturelle.

---

1. Contiennent encore d'autres substances : voluminateurs (talc, silicone, farine de maïs…), liants (lécithine, sorbitol, cellulose…), désintégrants, lubrifiants (magnésium stéarate…), arômes (sucrose, fructose…), colorants (betterave, sources synthétiques…), enrobants, conservateurs et autres additifs synthétiques.

- Nouvelle génération de compléments alimentaires à base d'un aliment végétal entier, idéalement traités à basse température[1].

4. *Ajout de jus d'herbe de blé.*
   - Très riches en nutriments et propriétés curatives.
   - Un élixir très puissant.

5. *Ajout de plus de légumes et fruits frais.*
   - En smoothie et en crudités.
   - Expérimenter avec des recettes crues.
   - Redonner de l'importance aux légumes dans un plat.

6. *Ajout de graines (tournesol, chanvre, chia...), algues et noix.*
   - Se familiariser avec ces groupes alimentaires peu utilisés en cuisine conventionnelle.
   - Propriétés crémeuses pour sauces, crèmes, pâtés et dips.
   - Usage en préparations salées, desserts et autres plats sucrés.

7. *Réduction/suppression du sucré raffiné.*
   - Devenir conscient des sources riches en sucres raffinés (sodas, sucreries, plats transformés, en-cas...).
   - Connaître des sources de remplacement (stévia, dates, fruits secs...).

8. *Réduction/suppression des produits laitiers[2].*
   - Découvrir les boissons végétales[3] (pour remplacer le lait d'origine animale) et comment les préparer à la maison.

---

1. Aussi appelés « *wholefood supplements* ».

2. Un arrêt de la Cour de justice de l'Union européenne de juin 2017 a tranché : « Les produits purement végétaux ne peuvent pas, en principe, être commercialisés avec des dénominations qui, telles les dénominations « lait », « crème », « beurre », « fromage » ou « yoghourt », sont réservées par le droit de l'Union aux produits d'origine animale. Cela vaut également si ces dénominations sont complétées par des mentions explicatives ou descriptives indiquant l'origine végétale du produit en cause ». Elle suit un règlement européen de 2007 qui a estimé que la dénomination « lait » était « réservée exclusivement au produit de la sécrétion mammaire ». Exceptions : lait d'amande, lait de coco, toutes les « crèmes de » (maïs, riz ou encore avoine), beurre de cacao et beurre de cacahuète.

3. « Boisson végétale » pour remplacer l'appellation « lait végétal », « crème fermentée » pour remplacer l'appellation « yaourt végétal » et « préparations à tartiner », « texture solide fermentée », « fauxmage » ou encore « frawmage » pour remplacer l'appellation « fromage ».

- Apprendre à préparer les crèmes fermentées (pour remplacer le yaourt) et préparations à tartiner/ textures solides fermentées (pour remplacer le fromage) à base de graines et noix.

9. *Réduction/suppression de la viande, œufs et poisson.*

10. *Réduction/suppression des céréales.*
    - Arrêter la consommation du pain, du riz et des autres aliments à base de céréales (pizza, viennoiseries…).
    - Retrouver des consistances riches, croquantes et compactes autrement (crackers, pain à base de graines germées, maki rolls végans crus…).

L'ordre des étapes 7 à 10 se fait en fonction des préférences individuelles. En effet, dans cette proposition – une parmi une multitude d'autres approches possibles –, la réduction et l'élimination de familles alimentaires controversées (sucre raffiné, produits laitiers, viande et poisson, céréales) sont proposées *après* la mise en place d'un nombre de gestes sains de l'alimentation crue (ajout de jus, légumes crus, graines germées, algues, graines, noix…).

Pragmatisme et bon sens

On commence plutôt (s'il n'y a pas d'urgence médicale concernant un aliment particulier) par l'élimination des aliments moins prioritaires, ceux qui sont moins vitaux pour le plaisir gustatif et qu'on arrive plus facilement à supprimer. Plus on établit un socle solide de consommation d'aliments sains et nutritifs (étapes 1 à 6), plus on augmente les chances de réussir la suppression progressive d'aliments à éviter.

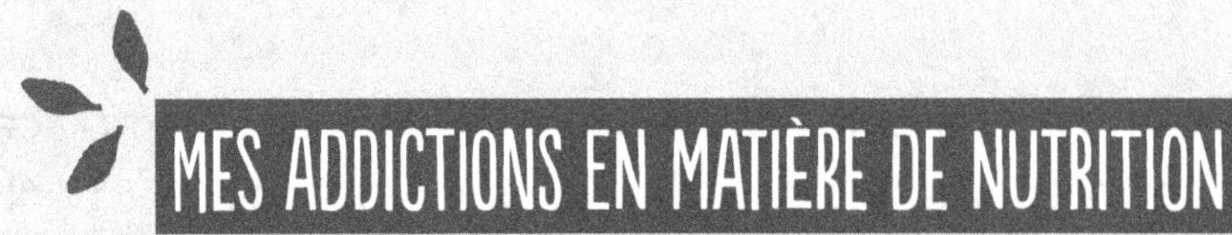

MES ADDICTIONS EN MATIÈRE DE NUTRITION

Si on connaît souvent très bien les sources alimentaires potentiellement nuisibles pour la santé, on a pourtant du mal à s'en passer ou à les réduire. Comprenez dans un premier temps quels sont les aliments dont vous ne pouvez pas vous passer (pour le moment).

Vivre sans les aliments suivants serait inimaginable (par exemple : fromage, café sucré, yaourt, baguette, bœuf tartare, cookies sablés…) :

....

....

Pourquoi c'est inimaginable ? Soyez le plus précis possible ! (par exemple : ne pas juste dire « c'est bon », sinon la « texture enchante mon palais, quand le cookie fond dans ma bouche, je ressens…, la croûte me rappelle… »)

Aliment	Pourquoi c'est si important ?

Si vous êtes obligé de supprimer un de ces aliments, ça serait d'abord...

Et ensuite ? Classez les aliments dans l'ordre croissant de leur importance.

1.	
2.	
3.	
4.	
5.	

Ces informations vous donnent plusieurs enseignements :

1. commencez la transformation plutôt par la réduction ou la suppression des aliments « les moins indispensables » ;

2. la diversité de textures et goûts en alimentation crue permet de « copier » un grand nombre de plats et aliments traditionnels. Cela peut être une astuce facilitante et intéressante pour le début d'une transformation nutritionnelle.

Chapitre 7

CUISINER CRU, LE MODE D'EMPLOI

Selon Wikipédia, « faire la cuisine est l'ensemble de techniques de préparation des aliments en vue de leur consommation par les humains ». Donc oui, en préparant un repas végan cru on fait la cuisine. Il ne s'agit pas seulement de couper et mélanger, mais de transformer un aliment, et ce de multiples façons. En alimentation crue, le changement de l'aspect d'un aliment et la création de textures innovantes n'ont pas de limites. Par exemple, la création de préparations lisses, granuleuses, crémeuses, épaisses, légères, sèches et humides sont possibles et font même partie intégrante de la cuisine crue. C'est justement cette richesse d'expériences culinaires et goûteuses qui est mal connue. Ainsi, l'idée simpliste d'une alimentation crue constituée exclusivement de légumes râpés et de fruits mixés n'a aucun fondement.

Les techniques de préparation des aliments

L'extraction

En extrayant, on sépare le liquide du composant solide (la pulpe, principalement composée de fibres et d'une certaine quantité de nutriments). L'extraction est le principe de base pour faire un jus frais. Cette méthode s'emploie également pour préparer une boisson végétale à base de noix ou de graines (pour remplacer le lait d'origine animale).

Une fois ces deux composants séparés, il y a différents choix d'utilisation. Bien entendu, le liquide ainsi extrait sera consommé (ou servira comme ingrédient dans une autre préparation). La pulpe, elle aussi, est comestible, même si celle d'un jus vert ne s'utilise pas vraiment (car elle est très fibreuse et son goût n'est guère intéressant). En revanche, d'autres pulpes constituent un véritable ingrédient pour des recettes variées – quand une texture plus sèche est recherchée. On utilise la pulpe de jus de carottes pour le gâteau cru aux carottes ou la pulpe d'amandes ou d'autres noix pour préparer des cookies crus ou des farines de noix.

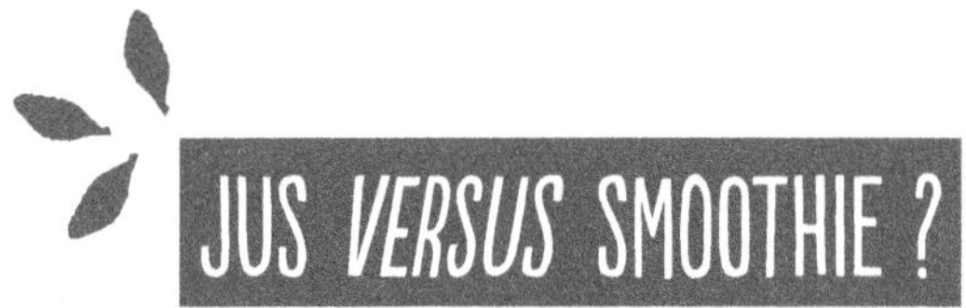

Les deux sont recommandés et intéressants pour la santé et le bien-être. Pourquoi ? Une haute dose de nutriments facilement absorbables et non transformés est ingérée.

	Jus	Smoothie
Préparation	À l'aide d'un extracteur de jus, on sépare les fibres du liquide présent dans le légume ou le fruit. On ne consomme que le liquide.	On mélange (liquéfie) les légumes et les fruits dans un blender. Les fibres ne sont pas séparées du liquide, les deux restent ensemble.
Point fort	Absorption facile et rapide de nutriments, car il n'y a pas de fibres à mastiquer ni à digérer. Le corps reçoit probablement la meilleure qualité d'eau (= l'eau présente dans les légumes et les fruits). Il n'y a pas beaucoup de travail digestif à faire. Ainsi, le jus est un moyen efficace pour fortifier le système immunitaire.	L'intérêt majeur du smoothie est son contenu en fibres. Les aliments habituels (tels que la viande, les aliments transformés ou fortement cuits) sont dépourvus de fibres. Mixer des aliments casse les fibres en petites particules et, d'une certaine manière, les pré-mastique (ce qui facilite la digestion).

Attention : l'accent doit être mis sur les préparations vertes (riches en légumes, faibles en glucides simples). Les jus ou smoothies de fruits apportent trop de sucres simples ! Sont à éviter les mélanges très sucrés ou entièrement à base de fruits, car ils apportent trop de sucres simples concentrés d'un seul coup.

Équipement

Un extracteur de jus presse des aliments avec un système de vis contre un tamis. Il y a des modèles horizontaux ou verticaux, avec une seul vis ou des vis jumelées, et même des modèles manuels. Le plus important est la vitesse à laquelle la vis tourne. Plus l'extracteur tourne lentement, moins de chaleur est produite, moins d'oxygénation d'aliments se produit, plus haut sera le contenu nutritionnel du jus. Les meilleurs modèles ont une vitesse de rotation entre 40 et 80 tours/minute.

La centrifugeuse, elle, tourne très rapidement (jusqu'à 15 000 tours/minute) et produit un jus par système centrifuge. Son achat n'est donc pas conseillé à cause du changement structurel de l'aliment et le risque de création de chaleur (qui peut impacter défavorablement la qualité nutritionnelle du jus).

Cependant, l'acquisition d'un extracteur de jus est un investissement conséquent. De plus, cet équipement ne peut s'utiliser que pour la préparation d'un liquide frais. Par conséquent, on peut parfaitement démarrer une transition vers l'alimentation crue à l'aide d'une centrifugeuse déjà présente à la maison. La consommation régulière des jus est tellement bénéfique pour le corps qu'à terme l'achat d'un extracteur de jus est recommandé. Il a un rendement en jus beaucoup plus élevé qu'une centrifugeuse (la pulpe d'un extracteur de jus est nettement plus sèche que celle d'une centrifugeuse classique).

Sac à boisson végétale[1] : même si certains extracteurs de jus de nouvelle génération permettent (à l'aide d'un système de verrou temporaire) la préparation d'une boisson végétale, la méthode classique nécessite un sac de filtrage. C'est un sac en coton très fin qui agit comme une passoire pour séparer la pulpe de graines ou de noix du liquide (graines ou noix mixées préalablement avec de l'eau dans un blender puissant). Peuvent également s'utiliser du coton à fromage, de l'étamine ou une passoire très fine. La pulpe retenue dans le sac peut être utilisée dans d'autres préparations.

---

1. *Nut bag* en anglais.

- *Préparation de jus frais.*
- *Boissons végétales (à base de graines et de noix) pour remplacer le lait.*
- *Fabrication d'ingrédients spécifiques (pulpe de carottes pour gâteau, pulpe de noix pour cookies, jus de betterave pour colorant, jus de chou pour choucroute...).*

Conseils pour préparer un bon jus vert frais

- Investir dans un extracteur de jus de qualité qui tourne lentement (40 à 80 fois/minute).
- Prioriser les ingrédients verts, n'ajouter qu'un seul fruit pour sucrer (par exemple pomme, poire, aussi carotte ou betterave). S'abstenir de jus de fruit frais, véritable bombe à sucre !
- Favoriser les ingrédients organiques.
- Consommer le jus frais rapidement après la préparation.
- Il n'est pas possible d'extraire un jus de banane ou d'avocat. Le jus de courgette n'a pas bon goût.

Le broyage

Le broyage ouvre le champ aux textures granuleuses et aux consistances compactes. On ne souhaite pas toujours un résultat parfaitement lisse et soyeux. Les ingrédients individuels sont toujours perceptibles dans le résultat final. Les graines, noix et d'autres aliments crus (par exemple, la betterave ou le chou-fleur) qu'on utilise dans la cuisine crue sont parfaits pour diversifier les textures.

Équipement

On a juste besoin d'un simple robot multifonction contenant une lame en S, idéalement avec un bol d'au moins 1,5 litre. Bien souvent, ce type d'équipement se trouve déjà dans une cuisine. Ainsi, il n'est pas nécessaire d'investir tout de suite dans un nouvel appareil avec un moteur très puissant.

LE BROYAGE EN CUISINE CRUE

- *Préparation de granola cru (avant la déshydratation).*
- *Tartares végétaux, pâtés salés à base de légumes et graines.*
- *Pestos crus et autres dips texturés.*
- *Bases pour gâteaux et quiches crus.*
- *Textures denses et sucrées (par exemple pour brownies).*
- *Falafels et crackers texturés (avant la déshydratation).*

Le mixage

L'objectif du mixage est l'obtention de textures parfaitement lisses, crémeuses, soyeuses et/ou de textures « type purée ». Comme le signifie le mot anglais *blend*, il s'agit de fusionner et d'incorporer les ingrédients afin d'obtenir un résultat homogène. On transforme ainsi des graines et des noix en mousses ou crèmes lisses et soyeuses.

Équipement

Un blender puissant, c'est-à-dire avec une capacité de moteur très puissante, est l'outil incontournable en cuisine crue. Les modèles d'aujourd'hui sont plutôt de format vertical (par exemple de la marque Vitamix).

- *Préparation de soupes crues et smoothies.*
- *Mixage de boissons végétales (ensuite filtrage et extraction du liquide).*
- *Toutes sortes de sauces salées et sucrées, vinaigrettes, houmous et dips.*
- *Crèmes salées et sucrées.*
- *Mousses, crèmes de noix, crèmes fermentées à base de noix et graines.*
- *Bases pour crackers lisses.*
- *Glaces crues (finalisation en sorbetière).*

Comment préparer un smoothie équilibré ?

- Prioriser les légumes verts et ajouter un ou deux fruits maximum (par exemple, des bananes et des mangues sont parfaites comme base pour une texture crémeuse). Ne pas surcharger en apport sucré.
- Utiliser de préférence des ingrédients organiques.
- En ajoutant des graines de chia ou quelques noix (ou par exemple une cuillère d'huile de lin), on peut créer un smoothie encore plus crémeux et riche en acides gras. Il est alors nécessaire d'utiliser un blender puissant afin d'obtenir une texture lisse.
- Ne pas mixer un smoothie trop longtemps pour ne pas risquer la surchauffe des nutriments. Dans un blender avec un moteur puissant, 15 secondes sont normalement suffisantes.
- Ne pas préparer un smoothie trop complexe, 4 à 6 ingrédients sont suffisants. L'idée est une injection en nutriments et non pas une boisson gastronomique très complexe.
- Un smoothie ne se boit pas comme un jus, mais par gorgées pour bien démarrer la digestion dès la salivation.
- Recette de base à laquelle on peut ajouter d'autres ingrédients pour un smoothie plus élaboré : 1 petite banane, persil ou coriandre, légumes verts à feuilles (chou kale, épinard…) et de l'eau.

La germination

La propension marketing d'aujourd'hui octroie le label « super-aliment » à toutes sortes d'aliments ayant un impact positif sur la santé. Il s'agit souvent de produits à consonance exotique. Certes, ces produits dits *superfood* apportent de la diversité dans la cuisine et peuvent avoir un effet économique favorable pour les producteurs locaux, même si on a parfois l'impression que ce sont surtout les commerçants qui profitent économiquement d'un produit se réclamant de propriétés quasi miraculeuses.

Puissance véritable

S'il y a bien des produits qui méritent l'appellation de super-aliments, ce sont les graines germées, les jeunes pousses (et aussi les algues). En effet, c'est au stade de germination et au démarrage de la croissance que la plante en devenir contient la plus haute concentration de nutriments de tout son cycle de vie. C'est un véritable aliment vivant au moment de l'ingestion – comme une tomate encore attachée à la plante. De plus, ces produits sont faciles à digérer, car les parois cellulaires étant délicates, le niveau de fibre est faible. L'accès aux nutriments est ainsi facilité. Par conséquent, pour profiter de leur apport nutritionnel, consommez-en en abondance.

LE SAVIEZ-VOUS ?

La graine à germer est pleine de vie, contrairement à une graine cuite qui ne germe plus !

Pourquoi donc on en parle encore si peu ? D'abord, parce que l'intérêt commercial pour l'industrie agroalimentaire est limité, car on peut facilement les faire pousser chez soi à partir de graines sèches. Ensuite, une poudre étrangère, une saveur particulière ou un fruit sec exotique ont plus d'attrait qu'une quelconque graine qu'on fait

« simplement » germer. Rarement les graines germées sont utilisées, sauf en tant qu'éléments décoratifs sur une salade – même dans les restaurants spécialisés. De plus, elles sont presque absentes des livres de recettes d'alimentation crue. Et pourtant, une graine germée est la preuve du miracle de la Vie même : d'un objet sec naît une plante vivante qui nourrit l'homme. Ce principe était déjà connu il y a des milliers d'années !

Les graines semées il y a longtemps

Le plus ancien ouvrage qui parle de la germination est un livre chinois *(Shennong bencao jing)* sur l'agriculture et les plantes médicinales écrit environ 300 avant J.-C.[1] : « Les germes de soja séchés ont un goût agréable et un effet tranquillisant ou équilibrant sur le système humain. » Toujours en Chine, dans les livres médicinaux des siècles suivants[2], on trouve d'autres écrits sur le soja germé. Lors de grandes expéditions maritimes, on a employé la germination avec succès dans la lutte contre le scorbut (maladie liée au manque de vitamine C). En 1767, le médecin David Macbride a expérimenté l'orge germée, séchée et pulvérisée comme arme de prévention du scorbut à bord d'un bateau[3]. Le médecin Charles Curtis écrivait en 1787[4] : « À travers

---

1. D'autres chercheurs datent même son origine à 2800 ans avant J.-C.

2. Exemples : Livre ming-I-Pieh-Lu, 550 après J.-C. : mention de vertus médicinales des jeunes pousses du soja en cas d'œdèmes et problèmes musculaires. Livre médicinal Shih-liao pen-ts'ao, 650 après J.-C. : « De jeunes pousses de soja, *chüan nien,* sont utilisées comme remède pour la purification du sang et considérées bénéfiques. » Livre médicinal Pen-t'sao kang-mu, 1600 après J.-C. : « Faites tremper le soja dans de l'eau claire et une fois que les germes auront poussé, enlevez les coques et faites sécher les pousses dans l'ombre. »

3. « Les graines d'orge sont trempées dans l'eau pendant environ trois jours. Les graines sont ensuite mises sur le sol pour drainer ; ainsi elles commencent à germer et à se développer… ». Kenneth J. Carpenter : *The history of scurvy & vitamin C*, 1988.

4. Charles Curtis : « An account of diseases in India as they appeared in the English fleet, and in the naval hospital in Madras », in 1782 and 1783.

le maltage ou la végétalisation, tout type d'aliment comestible est converti en une plante en croissance, la vitalité étant en pleine activité dans le germe et la pulpe : mangé dans cet état sans aucune sorte de préparation, sauf celle de séparer ou d'enlever les enveloppes, il ne peut manquer de fournir ce qui est recherché pour la guérison du scorbut... » Lors de la Seconde Guerre mondiale, les jeunes pousses de soja ont été propagées aux Etats-Unis en vue d'une pénurie de viande comme « substitut de protéines ». Le Soybean Committee de la New York State Emergency Food Commission a ainsi travaillé en collaboration avec l'Institut de nutrition de l'université de Cornell. Des brochures[1] et articles ont même été publiés, notamment dans *Life Magazine* et le *Reader's Digest*. L'histoire moderne des graines germées commence à la fin des années 1950 avec Ann Wigmore et Viktoras Kulvinskas dans leur nouveau Hippocrates Health Institute à Boston. En expérimentant la germination des graines, ils ont observé et décrit les effets bienfaisants pour l'organisme.

« Se mouiller » pour ne pas prendre de risque

L'étape préalable à toute germination – indépendamment de la graine – est le trempage dans l'eau de 8 à 12 heures (une nuit, pour faire simple, même si le temps de trempage précis est différent pour chaque graine : quelques heures de trempage supplémentaires n'endommagent pas la graine). Pour qu'une graine sèche ne puisse pas commencer à germer dans un placard de cuisine, des inhibiteurs de l'activité enzymatique – molécules attachées à l'enzyme – bloquent son activité. Ces *enzymes inhibiteurs* ne forment pas une couche extérieure protectrice, mais c'est le contact avec l'eau qui détache

---

1. Exemple : Clive McCay, *Sprouted Soy Beans*, 1943 : « Un légume qui pousse dans n'importe quel climat rivalise avec la viande en valeur nutritionnelle, mûrit en trois à cinq jours, peut être planté n'importe quel jour de l'année, ne nécessite ni sol ni soleil, rivalise avec les tomates en vitamine C, ne produit pas de déchets... »

ces molécules des enzymes. Cela permet le réveil de la graine et le processus naturel de transmutation d'une graine sèche à une plante en devenir. Les éléments dormants sont ainsi activés, les nutriments montent en flèche.

L'eau de trempage n'a pas de valeur nutritionnelle, elle est à jeter ! Le trempage n'est pas seulement un prérequis pour le processus de germination, mais il l'est également pour rendre des graines (par exemple, les graines de tournesol décortiquées et de courge) et noix plus digestes. L'idée est toujours la même : réveiller l'aliment en activant une réaction biochimique. Ainsi, le niveau d'acide pythique baisse et la quantité d'acides gras est réduite également (réduction jusqu'à 75 % de composés gras après vingt-quatre heures de trempage). On peut tremper toutes les noix (noix, noisettes, macadamia…) pendant une nuit avant l'utilisation. Tremper les amandes vingt-quatre heures permet d'enlever très facilement les enveloppes qui n'ont pas de valeur nutritionnelle (sauf une source de fibre). Les noix de cashew ou de macadamia trempées gonflent un peu, ce qui donne un résultat plus crémeux lors de leur utilisation.

À SAVOIR

Trempage nécessaire avant la germination	Trempage conseillé avant utilisation
Graines à germer, légumineuses, céréales, sarrasin et quinoa Graines de tournesol non décortiquées pour les jeunes pousses	Graines de tournesol décortiquées et graines de courge Graines de lin et graines de chia (en fonction de la recette) Noix

Différents types de germination

En fonction du temps de germination on utilise les appellations suivantes : graines trempées (état de réveil), graines germées (apparition d'un germe), jeunes pousses (apparition d'une petite feuille verte, *microgreens* en anglais).

Graines de tournesol décortiquées et graines de courge	Tremper de 8 à 12 heures, jeter l'eau de trempage, bien rincer les graines. Utilisation directe par la suite.
Sarrasin et quinoa	Tremper de 4 à 6 heures, jeter l'eau de trempage, bien rincer. Rincer matin et soir. Consommation dès que le germe apparaît. Sarrasin : possibilité de le déshydrater ensuite.
Légumineuses (lentilles, pois chiches, petites fèves et haricots mungo), petits pois et fenugrec	Rendement 2 à 4 fois la quantité de légumineuses sèches. Tremper de 8 à 12 heures, jeter l'eau de trempage, bien rincer les graines. Rincer matin et soir. Récolter quand le germe fait entre 50 et 100 % de la taille de la graine.
Jeunes pousses à feuilles (alfalfa, brocoli, radis, chou, trèfle…)	Rendement de 15 à 20 fois la quantité de graines. Tremper de 8 à 12 heures, jeter l'eau de trempage, bien rincer les graines. En bocaux : rincer matin et soir. Sur coupelle : vaporiser matin et soir jusqu'à l'apparition du germe. Récolter à l'apparition de petites feuilles (en bocaux) ou comme jeunes pousses vertes de 3 ou 4 cm (sur coupelle).

Graines mucilagineuses (cresson, roquette, moutarde...)	Rendement de 10 à 15 fois la quantité de graines. Tremper de 8 à 12 heures, jeter l'eau de trempage, bien rincer les graines. Uniquement sur coupelle : vaporiser matin et soir jusqu'à l'apparition du germe. Récolter comme jeunes pousses vertes de 3 ou 4 cm.
Herbe de blé, jeunes pousses de tournesol, de petits pois et de sarrasin	Trempage d'environ 12 heures, ensuite jeter l'eau de trempage. Planter les graines dans un bac à semis (possible aussi en mode hydroponique). Pendant les premiers jours, couvrir avec un poids. Rincer matin et soir. Récolter juste avant l'apparition d'une deuxième lame (herbe de blé) ou d'une deuxième paire de feuilles (tournesol, petits pois, sarrasin) – après environ 12 jours.

Les légumineuses germées constituent une excellente source en protéines végétales, par exemple le haricot mungo germé contient tous les acides aminés essentiels. Une grande poignée de jeunes pousses de tournesol apporte autant de protéines en grammes (environ 23 grammes) qu'un steak de bœuf de 100 grammes (19-26 grammes).

La force vitale de la Terre Mère

En 1997, une étude de l'université américaine Hopkins démontrait que les graines germées de brocoli sont jusqu'à 100 fois plus concentrées en isothiocyanates (dont le sulforaphane) que la plante mature. Ces composés biochimiques stimulent les enzymes détoxifiants dans l'organisme. Le potentiel anti-cancéreux a été démontré dans des tests en laboratoires en observant une baisse des tumeurs cancéreuses (nombre, taille et incidence)[1].

---

1. Fahey JW1, Zhang Y, Talalay P., « Broccoli sprouts - An exceptionally rich source of inducers of enzymes that protect against chemical carcinogens », *Proceedings of the National Academy of Sciences*, 1997.

Répétons-le, les graines germées et les jeunes pousses sont un véritable super-aliment, à ajouter sans modération dans l'alimentation. Elles sont extrêmement nutritives, peu chères (vue la multiplication de volume, jusqu'à vingt fois), authentiquement organiques, fraîches et écologiques. Dans le commerce, on trouve une grande variété de graines à germer (pour varier les saveurs et les propriétés nutritionnelles). La conservation au réfrigérateur pendant quelques jours est possible, elle met la germination en attente et la ralentit considérablement, mais ne l'arrête pas à 100 %.

Équipement

Germoirs en différents formats (bocal incliné, à étages ou en plateaux, coupelle, germoir automatique, sac de germination).

LA GERMINATION EN CUISINE CRUE

- *Graines germées et jeunes pousses pour salades, pâtés, makis...*
- *Céréales germées (par exemple blé, quinoa) pour pain essène.*

La fermentation

Louis Pasteur parlait de la fermentation[1] comme « la vie sans l'air ». Pourtant, aujourd'hui, le terme désigne toute transformation souhaitée par micro-organismes (par bactéries ou enzymes) de glucides en acides, gaz ou alcool. Cela se fait généralement en y ajoutant des micro-organismes ou en comptant simplement sur ceux déjà présents dans l'aliment. La fermentation des aliments permet le prolongement de la durée de conservation et le changement de

---

1. Du latin *fermentum* = levain, levure, amertume.

saveur (habituellement un goût acidulé). En cuisine crue, on utilise ce processus pour fabriquer la véritable choucroute[1], les légumes fermentés, le kimchi et les préparations (à tartiner, solides) fermentées végétales (pour remplacer le yaourt et le fromage d'origine animale).

Cette façon de transformer et mieux conserver la nourriture est connue et utilisée depuis de milliers d'années. Les premières preuves archéologiques de la fermentation, pour produire du vin, ont été trouvées en Chine et en Géorgie et datent de 6 000 ans avant J.-C. D'autres découvertes ont été faites en Iran, en Égypte, au Mexique et au Soudan. Pratiquement dans toutes les cultures du monde, la fermentation fait partie de la tradition culinaire : miso et sauce de soja (Asie du Sud-Est, Japon), kimchi (Corée), tempeh (Indonésie), kéfir (Asie centrale, Turquie), lassi (Inde), choucroute (Europe), kombucha (Amériques, Europe), pain au levain (Amériques, Europe).

Le vintage *redevient tendance*

Heureusement, grâce à la mondialisation et à l'intérêt renouvelé pour les coutumes presque oubliées, la fermentation connaît un renouveau. En cuisine vivante, les aliments fermentés ont été rapidement adoptés. Les effets bienfaisants sont dus au haut contenu en micro-organismes particulièrement bénéfiques pour la flore intestinale dans le côlon. L'appellation super-aliment est certainement méritée. C'est l'abondance en micro-organismes vivants, contenus dans les aliments fermentés, qui les rend si intéressants. En fonction de la sensitivité du système digestif, il peut être préférable d'incorporer les aliments fermentés progressivement pour ne pas brusquement perturber le transit.

---

1. Les cornichons et d'autres légumes au vinaigre ne sont pas fermentés, sinon bouillis et cuits dans un jus vinaigré.

- Pot de fermentation.
- Pour les préparations fermentées végétales : probiotiques, blender, étamine ou passoire.

LA FERMENTATION EN CUISINE CRUE

- *Choucroute, légumes fermentés, kimchi.*
- *Crèmes végétales fermentées (à base de graines ou de noix) pour remplacer le yaourt.*
- *Préparations fermentées (à tartiner, solide) végétales (à base de graines ou de noix) – pour remplacer le fromage (déshydratation optionnelle).*

La déshydratation

La déshydratation est une autre méthode ancestrale pour prolonger la durée de conservation des aliments. Jadis, les préparations étaient exposées au soleil pour séchage ; aujourd'hui, il y a des équipements spécifiques pour réduire le contenu d'eau dans la nourriture. En cuisine crue, on ne recherche pas uniquement le séchage, mais aussi la création de textures variées, croustillantes, croquantes et denses ainsi que l'intensification de saveurs. Bref, la déshydratation permet des créations sans limites.

À la température du soleil

La différence entre la déshydratation et le four classique est tout simplement la température employée. Un déshydrateur, normalement de taille légèrement supérieure à un micro-ondes, crée de l'air chaud qui sèche les aliments posés sur des plateaux. Même si la majorité des déshydrateurs permettent l'emploi d'une température jusqu'à environ 100 °C, dans la cuisine crue on ne va pas au-dessus de 40-45 °C. Et ce afin de maximiser la conservation des nutriments présents dans l'aliment. Par conséquent, les temps de séchage varient énormément (entre quatre heures et deux jours).

L'achat d'un déshydrateur n'est pas le premier investissement à envisager quand on découvre l'alimentation crue. Les jus, la consommation d'aliments non transformés et l'intégration d'aliments riches en eau doivent rester les priorités absolues. De plus, l'utilisation frénétique du déshydrateur juste après l'achat fait généralement place peu à peu à une utilisation plus ponctuelle. Après avoir donné libre cours à toutes sortes de préparations complexes et sophistiquées, on veut de plus en plus retrouver l'origine de l'alimentation crue : une alimentation saine, naturelle et simple.

Équipement

- Déshydrateur.
- Alternative : four mis à la plus basse température avec porte entrouverte[1].

LA DÉSHYDRATATION EN CUISINE CRUE

- *Herbes aromatiques et algues déshydratées.*
- *Crackers, pain d'essène et falafels.*
- *Quiches, bases pour gâteaux, tartelettes, cookies, macarons.*
- *Wraps de légumes, de graines et de fruits.*
- *Granola.*
- *Légumes et fruits secs (durée de séchage 24 à 36 heures), chips de légumes.*
- *Séchage de préparations fermentées végétales (pour remplacer le fromage).*
- *« Sel de céleri » : morceaux de céleri branche déshydratés, ensuite broyés en sel.*

---

1. Attention à la consommation d'électricité.

Le coupage et le râpage

Comme dans la cuisine conventionnelle, en alimentation crue, on coupe et on râpe légumes et fruits. Donc, de bons couteaux tranchants et des râpes avec différentes lames sont essentiels. Plus on maîtrise différentes techniques de couteaux, plus on peut créer de la diversité dans les assiettes.

De plus, il y a un équipement spécifique et fort intéressant pour la préparation de nouilles de légumes : le spiraliseur. Il permet de façonner des spaghettis à base de légumes, comme les courgettes, carottes, betteraves, potirons ou choux-raves.

Équipement

- Couteaux tranchants.
- Râpes.
- Mandolines.
- Éplucheurs (pour éplucher et préparer des fettuccine de légumes).
- Spiraliseurs (manuel, à manivelle, électrique).

LE COUPAGE ET LE RÂPAGE EN CUISINE CRUE

- *Spaghetti de légumes.*
- *Toutes sortes de légumes et fruits coupés.*

Les aliments à consommer

Les familles de végétaux, une diversité impressionnante

L'offre comestible du monde végétal est gigantesque ! La diversité, traduite en textures, couleurs, saisonnalités, goûts, utilisations possibles et apports nutritionnels, doit pouvoir rassurer même les plus sceptiques à l'alimentation exclusivement végétale. On peut ainsi couvrir tous les besoins nutritionnels de l'homme. De plus, les modes de préparation en cuisine crue permettent la réalisation de presque toutes les rêveries culinaires - et ce de façon (plus) saine.

Bref récapitulatif de familles végétales utilisées fréquemment en alimentation crue

Végétaux	Exemples	Intérêt nutritionnel	Utilisation
Légumes	Légumes verts à feuilles Légumes racines (betterave…) Fruits (tomates…) Fleurs (brocoli…) Bulbes (fenouil…)	Riches en nutriments divers Contiennent des phytonutriments	À consommer en abondance Alimentation de base Non utilisées : pommes de terre
Fruits	Fruits acides Fruits semi-acides Fruits doux Baies	Riches en nutriments divers Contiennent des phytonutriments	Un grand nombre de fruits contiennent beaucoup de sucres rapides. En tenir compte dans la consommation. Manger des fruits mûrs ! Fruits secs : mieux les réhydrater et ne pas consommer l'eau de trempage (très sucrée)
Herbes aroma-tiques	Persil Basilique Coriandre Ciboulette …	Riches en nutriments et phytonutriments divers	À consommer en abondance

Végétaux	Exemples	Intérêt nutritionnel	Utilisation
Légumineuses	Lentilles Pois chiches Haricots mungo Fenugrec Petites fèves	Riches en nutriments Excellente source de protéines végétales	Toujours faire germer Exemples d'utilisation : salades, préparations salées, houmous, pâtés végétaux
Graines	Graines de tournesol Graines de courge Graines de chanvre …	Riches en nutriments divers, par exemple en protéines (tournesol, chanvre)	Très versatiles Exemples d'utilisation : crèmes, sauces, crèmes fermentées, boissons
Graines mucilagineuses	Graines de lin Graines de chia	Riches en nutriments, entre autres en acides gras essentiels (lin) et protéines (chia)	Crackers déshydratés croustillants Propriétés épaississantes Chia : s'utilise aussi pour des préparations sucrées
Algues	Laitue de mer Dulse Nori Wakame Kombu Haricot de mer Hijiki Spiruline Chlorelle *Chondrus crispus*[1]	Riches en nutriments, surtout en minéraux Pauvres en toxines et métaux lourds (contrairement aux poissons, qui stockent les toxines dans la graisse et les accumulent à travers les niveaux d'eutrophisation)	Se vendent fraîches ou déshydratées Exemples d'utilisation : salades, tartare d'algues, pâtés végétaux, sauces Compléments alimentaires : spirulina, chlorella *chondrus crispus* : épaississant efficace

1. Aussi appelé « mousse d'Irlande » ou *Irish moss*.

Végétaux	Exemples	Intérêt nutritionnel	Utilisation
Noix	Amandes Noix Noisettes Cashew Noix de pécan Noix de Brésil Macadamia Pignons de pin	Riches en acides gras	Faire tremper avant l'utilisation (et déshydrater ensuite si besoin) Très versatiles Exemples d'utilisation : crèmes, sauces, crèmes fermentées, boissons, farines, gâteaux
Graines germées	Alfalfa Brocoli Radis Haricots mungo Légumineuses …	Riches en nutriments Faciles à digérer	Faire germer Consommer en abondance Alimentation de base
Matières grasses	Huiles à pression froide Noix Avocats	Source de lipides	Éviter la surconsommation
Céréales	Blé germé Sarrasin Quinoa …	Riches en nutriments, par exemple en glucides complexes	Uniquement en forme germée Non utilisé : riz
Édulco-rants	Stévia Dates Sirop d'agave Fruits secs Xylitol (sucre de bouleau) …	Attention à l'indice glycémique ! Stévia : indice glycémique zéro	Utiliser avec modération

Les ingrédients astucieux

Graines de chia

Cette graine de la famille de lamiacées provient originalement du sud du Mexique et du Guatemala. Elle est riche en acides gras essentiels oméga-3 et surtout en protéines (les acides aminés essentiels représentent 16 % en grammes). En contact avec du liquide (eau, crème, jus…), la graine active ses propriétés mucilagineuses. Elle est très digeste.

EXEMPLES D'UTILISATION EN ALIMENTATION CRUE

- *Épaississant (en entier ou graines sèches moulues).*
- *Donner de la texture aux préparations
  (par exemple « délice de chia »).*
- *Ajout de quelques graines de chia entières à l'eau ou
  à des jus pour une boisson légèrement texturée.*
- *Remplacer les graines de lin (en cas d'intolérance au lin).*
- *Base pour crackers (le mucilage
  déshydraté crée le rendu craquant).*

Graines de chanvre décortiquées

La graine de chanvre constitue une excellente source de protéines végétales. Jusqu'à 23 % (en grammes) de la graine sont constitués par huit acides aminés essentiels. Un grand nombre de poudres protéiniques vendues dans le commerce sont en fait surtout composées de graines de chanvre. Couvrir les besoins protéiniques est facile à travers la consommation abondante de cette graine. De plus, elle se mixe bien pour un rendu lisse et apporte de la texture si elle est consommée en entier. On utilise toujours la version décortiquée, sauf pour la culture de jeunes pousses de graines de chanvre (prendre alors la graine non décortiquée).

EXEMPLES D'UTILISATION EN ALIMENTATION CRUE

- *Boissons végétales.*
- *Crèmes fermentées.*
- *Sauces salées et sucrées.*
- *Smoothies protéiniques.*
- *Saupoudrage de salades.*
- *Remplacer les noix dans les recettes de pesto.*

Noix crémeux : cashew[1], macadamia, pignons de pin et de cèdre

À cause d'un contenu élevé en matières grasses, ces noix conviennent parfaitement bien aux préparations riches, crémeuses et très lisses. Par contre, cette composition invite également à les consommer avec modération. Comme ces noix deviennent rances facilement, il est conseillé de les conserver – surtout les pignons et les noix de macadamia – au réfrigérateur. Les tremper pendant quelques heures avant l'utilisation les rend encore plus douces et faciles à mixer. De plus, la biotransformation lors du trempage réduit un peu le niveau de gras.

EXEMPLES D'UTILISATION EN ALIMENTATION CRUE

- *Boissons végétales.*
- *Préparations fermentées (crèmes, pâte à tartiner, texture solide).*
- *Sauces et vinaigrettes salées, dips.*
- *Crèmes sucrées.*

---

1. Les noix de cashew vendues en commerce ne sont techniquement pas crues, car elles sont toujours traitées sous vapeur pour éliminer l'urushiol, une toxine présente dans la peau qui sépare la coque extérieure et la noix. Chez certains fournisseurs spécialisés on peut trouver des noix de cashew véritablement crues, elle sont ouvertes et extraites manuellement.

Chair de jeunes noix de coco

De plus en plus on trouve de jeunes noix de coco à coque blanche[1] dans le commerce. La texture tendre de la chair s'utilise de multiples façons en cuisine *raw*. Plus la chair est dure, plus elle est saturée d'acides gras. Par conséquent, la chair douce est préférable d'un point de vue nutritionnel. Bien sûr, le liquide à l'intérieur d'une jeune noix de coco est un véritable délice désaltérant et peut être ajouté aux différentes préparations en substituant l'eau.

EXEMPLES D'UTILISATION EN ALIMENTATION CRUE

- *Boissons végétales.*
- *Crèmes et parfaits divers, plutôt sucrés.*
- *Glaces crémeuses (finalisation en sorbetière).*
- *Rajout de lame de chair au pad thaï cru.*
- *Déshydrater des lames de chair pour garnitures croustillantes.*

Huile de noix de coco

Son haut contenu en acides gras saturés – et aussi une raison pour laquelle cette huile est critiquée – la rend solide en dessus d'environ 24 °C. C'est précisément cette propriété qui est intéressante pour un usage en alimentation crue. En rajoutant un peu d'huile de noix de coco à une préparation, elle se solidifie au réfrigérateur. On obtient une texture – en fonction d'autres ingrédients et la quantité d'huile de noix de coco utilisée – légère, légèrement aérée, mousseuse ou onctueuse. À consommer avec modération (pour un apport gras contrôlé).

---

1. Après enlèvement de la coque dure, elles sont mises dans un bain chimique de sodium métabisulfite et thio bendazole pendant quelques minutes pour que la coque reste blanche. Il manque encore des études pour vérifier un possible effet négatif sur la chair à l'intérieur.

EXEMPLES D'UTILISATION EN ALIMENTATION CRUE

- *Solidifiant (au réfrigérateur).*
- *Gâteau style « cheese cake ».*
- *Mousses et crèmes onctueuses, salées ou sucrées.*

Algue chondrus crispus *(« mousse d'Irlande »)*

Cette algue de couleur beige ou brun clair s'utilise en cuisine crue pour ses propriétés gélatineuses et épaississantes (similaires à celles de la gélatine ou l'agar-agar). Pour cela, on trempe l'algue sèche dans de l'eau pendant quelques heures et on la lave soigneusement. Puis elle est mixée avec un peu d'eau dans un blender puissant jusqu'à l'obtention d'une purée ferme et lisse. Cette pâte sera ensuite ajoutée aux préparations avant la réfrigération. En comparaison à l'utilisation des noix, la mousse d'Irlande permet d'obtenir des consistances plus aérées et légères.

EXEMPLES D'UTILISATION EN ALIMENTATION CRUE

- *Solidifiant (au réfrigérateur).*
- *Épaississant.*
- *Gâteau style « cheese cake ».*
- *Mousses et crèmes onctueuses, salées ou sucrées.*
- *Dips et sauces type « mayonnaise ».*

Comment peut-on « remplacer » ?

Un des plus gros malentendus par rapport au cru reste la panoplie illimitée de saveurs, couleurs, textures et goûts possibles. Et pourtant cette quête de plaisirs gustatifs s'obtient par des techniques spécifiques (extraction, broyage, mixage, germination et fermentation) contrairement aux méthodes classiques de coupage et râpage. Cela dit, au fur et à mesure que l'alimentation crue devient un automatisme dans la vie quotidienne, le besoin de « remplacer » disparaît ou devient moins important. Voici cependant un guide de comment « remplacer » et « copier » tel ou tel aliment.

Ingrédient de base	Remplacé par
Épaississants et liants	Graines de chia, graines de lin, psyllium Algue « mousse d'Irlande » *(chondrus crispus)* Dattes, fruits secs
Farines	Pulpe d'amandes déshydratées Pulpe de noix ou de sarrasin germé et déshydraté Farine de graines de courge
Bouillon	Miso, légumes en poudre, champignons secs
Beurre	Préparations salées : huiles, avocat, graines de chanvre Préparations sucrées : noix, graines de chanvre, avocat
Vinaigre	Jus de citron, fruits doux ou acides, miso
Sel	Algues séchées, céleri branche, céleri branche déshydraté et broyé en sel, miso
Lait	Boissons végétales à base de graines ou noix
Yaourt	Crèmes fermentées à base de graines ou noix
Crème / crème fraîche	Graines de chanvre, noix Bananes, avocats
Fromage	Préparations fermentées (à tartiner, solides) à base de graines ou noix
Sucre raffiné	Stévia Dates, raisins, fruits secs Xylitol, sucre de coco
Poudre de cacao	Poudre de caroube

Aliment de base	Remplacé par
Pâtes, spaghettis	Légumes spiralisés Nouilles de kelp
Pesto	Pesto cru à base d'herbes aromatiques et noix/graines
Riz pour makis	Chou-fleur ou panais broyés Graines germées (alfalfa…) Pâtés végétaux
Viande hachée	Mixture de champignons marinés et noix broyées
Légumes cuits	Légumes marinés et/ou déshydratés
Chips	Chips de chou vert frisé (« *Kale chips* ») Légumes déshydratés
Muesli / granola	Sarrasin germé et déshydraté Granola cru
Pain	Crackers déshydratés Pain essène Wraps déshydratés à base de graines et légumes
Dips	Dips à base de légumes, noix et graines Pâtés végétaux Salades d'algues

Plat spécifique	Remplacé par
Lasagne	Feuilles : lames de courgettes Sauce de tomate + crème épaisse à base de noix de cashew Noix broyées pour texturiser
Makis	Rouleau de graines germées + légumes râpés + avocats
Taboulé	« Semoule » à base de chou-fleur broyé

→

Plat spécifique	Remplacé par
Houmous	Houmous à base de courgettes et/ou pois chiches germés Houmous à base de courgettes et tahini Houmous à base de lentilles corail germées
Brownie	Brownie cru
Gâteaux / tartes	Gâteau cru et cheese cake cru
Glace	Bananes (et autres fruits) congelés et broyés Crème de noix congelées

Et voici quelques astuces si vous êtes en voyage… :

Situation	Astuces
Voyages en avion, train…	Apporter pommes, crackers, dattes… Barres énergétiques crues
Repas en avion	Option A. Repas spéciaux : RVML (*Raw Vegan Meal*) ou FPML (*Fruit Platter Meal*) Option B. Apporter de petits légumes (cœurs de salade, tomates-cerises, mini-concombres…) + vinaigrette en bouteille de 100 ml
Ingrédients crus sur place	Supermarchés bio sur place Boisson végétale crue : apporter un mini-blender + graines de chanvre. Rajouter de l'eau. Mixer (note : les graines de chanvre sont plus douces que les noix, même un mini-blender arrive à les mixer) Muesli : apporter du granola cru ou du sarrasin germé et déshydraté Sac de germination : pratique et léger pour faire germer des graines dans une chambre d'hôtel
Préparation d'un déplacement	Recherche sur Internet : Supermarchés bio Restaurants spécialisés en alimentation crue Bars à jus

Quelques sujets controversés

Certains thèmes génèrent des convictions tranchées. Parfois, il s'agit d'écoles de pensée opposées, parfois d'anciens mythes influençant encore aujourd'hui les opinions ou les intérêts commerciaux et les agendas économiques impactant les stratégies marketing orientantes.

Même les études les plus rigoureuses peuvent être – et le sont généralement – biaisées par le(s) financeur(s) de la recherche, par des *a priori* des chercheurs ou encore par une limitation volontaire du dessein de l'étude. Autrement dit, on peut y trouver exactement « ce qu'on y veut trouver ». Ainsi fabrique-t-on une *réalité imaginée*[1] qui sert à structurer, influencer et guider la société aussi longtemps qu'une majorité continue d'y croire. C'est à chacun de remettre en question de dites « certitudes ».

Les super-aliments : super pour qui ?

Une précision pour commencer : le terme « super-aliment » n'est pas une appellation nutritionnelle propre, mais un mot inventé par le marketing ! Il s'agit – veut-on faire croire aux consommateurs – d'aliments aux vertus nutritionnelles exceptionnelles. Comme pour les compléments alimentaires, on a l'impression qu'on veut profiter des idées limitantes des consommateurs, et ce à un prix « premium ». Il semble bien qu'une fraction des crudivores se laisse toujours charmer par cette illusion de « potion magique » – et ce instantanément.

Baies de goji, cacao cru, poudre de maca, capsules de camu camu, extrait de meringue et d'acai et d'autres encore... tous sont des ingrédients appelés fièrement super-aliments (ou *superfood*). Ils proviennent de régions lointaines et sont souvent classés en « élixirs »,

---

1. Terme employé par Yuval Noah Harari dans son livre *Sapiens : Une brève histoire de l'humanité* (Albin Michel, 2015).

« extraits » ou « concentrés », les fameux boosts supplémentaires. Ces aliments exotiques sont-ils vraiment plus riches en nutriments que les aliments régionaux de terres proches ? Voici quelques exemples :

Les baies de Goji, *superfood* très riche en vitamine C et A

100 g baies de goji	48 mg en vitamine C	**26 800 IU en vitamine A**
100 g poivron jaune cru	**183 mg en vitamine C**	200 IU en vitamine A
100 g carottes crues	6 mg en vitamine C	**16 700 IU en vitamine A**

La poudre de camu camu, une des baies dont la teneur en vitamine C est la plus concentrée

1 CS de poudre de camu camu	**2 400 mg** en vitamine C
Apport journalier recommandé	**80 mg** en vitamine C

En comparant le contenu d'un seul nutriment, on trouve bien des différences, parfois en faveur des *superfoods*. En revanche, cet argument oublie deux autres considérations importantes par rapport à la nutrition. *Primo*, les nutriments agissent toujours *avec* d'autres nutriments. Le bon équilibre (sujet encore peu étudié malheureusement) et la codépendance des cofacteurs dans la composition d'un aliment sont primordiaux pour favoriser la bonne absorption par l'organisme. *Secundo*, le besoin journalier est généralement nettement inférieur à la quantité qu'un super-aliment fournit. Par exemple, il suffit de manger 50 grammes de carottes pour obtenir déjà une à deux fois l'apport journalier recommandé en vitamine A[1].

---

1. Recommandation de besoins journaliers en Union européenne, 90/496/EWG, Septembre 1990 : 800 mg par jour (= 2 700 IU). D'autres suggèrent un apport journalier de 5 000 IU.

Certes, on peut argumenter que seulement 35 grammes de baies de goji apportent autant de vitamine A que 55 grammes de carottes. En même temps, dans ce calcul, l'apport équilibré d'autres nutriments est ignoré. De plus, l'organisme ne peut pas stocker des micronutriments de façon illimitée[1]. Donc, une ingestion à très hautes doses de vitamine C (par exemple, la poudre de camu camu) n'a pas de sens ! La consommation régulière de sources variées en nutriments est la meilleure approche pour assurer le bon équilibre alimentaire.

Super, extra, boost, la puissance marketing

D'autres super-aliments, comme le cacao cru et le maca, sont commercialisés pour leurs propriétés stimulantes et énergisantes (dues par exemple aux composants comme la caféine et la théobromine). En même temps, peu de personnes sont conscientes et soucieuses de leurs effets nocifs sur le système nerveux central (risque de surstimulation permanente) et les glandes surrénales. De plus, ces produits proviennent souvent de très loin et nécessitent donc des moyens de transport peu écologiques. D'un autre côté, en cas de commerce équitable de petits producteurs peuvent théoriquement en bénéficier, même si ces commerces équitables sont de plus en plus mis sous pression par les grands groupes agroalimentaires et les distributeurs.

Alors, les super-aliments sont-ils des boosters pour la santé ? Dans le cas d'une alimentation malsaine, l'ajout de *superfood* peut – marginalement ? – être bénéfique. Selon la devise « c'est mieux que rien », c'est l'idée de la solution rapide ou instantanée qui est recherchée. Pourtant, elle n'existe pas. On consomme les *superfood* pour calmer sa mauvaise conscience et se rassurer. Ainsi, les super-aliments n'apportent pas une véritable solution, mais

---

1. Précision : contrairement à d'autres minéraux et vitamines, la vitamine A peut être stockée par le corps, car elle est liposoluble (comme les vitamines D, E et K). La vitamine C (hydrosoluble) ne peut pas être stockée dans le corps, un surplus est excrété.

perpétuent une illusion, qu'on risque de payer cher dans le futur (maladie).

Cela dit, les super-aliments exotiques peuvent jouer un rôle intéressant dans l'alimentation crue (et plus généralement dans toutes les cuisines) : un nouveau goût ou une texture inédite à découvrir, la diversité des goûts, la simple curiosité ou encore le soutien au commerce équitable.

Mais il y a tant de super-aliments à portée de main, qu'il n'y a pas besoin d'aller les chercher dans des territoires lointains. S'ils ne sont pas toujours conditionnés en emballages colorés, ces aliments de base contiennent tout ce dont l'organisme a besoin pour être et rester en bonne santé.

Parmi les sources puissantes, c'est-à-dire riches en nutriments – particulièrement en micronutriments –, bénéfiques pour la santé figurent les graines germées, les algues, les légumes verts à feuilles, de nombreux légumes et fruits, les graines (comme le chanvre, le tournesol et le lin).

Les combinaisons alimentaires : un mythe ?

Dans l'univers du *healthy eating*, et plus particulièrement en alimentation crue, la théorie de combinaisons alimentaires – présumées bénéfiques pour la digestion – est populaire. Elle a été développée en premier par Herbert Shelton, naturopathe américain (1895-1985). Elle repose sur la croyance suivante : « Combiner des aliments riches en glucides et des aliments riches en protéines crée de la perturbation lors de la digestion et de l'assimilation. » Le raisonnement est chimique, lié au niveau pH spécifique pour que les enzymes digestifs puissent agir correctement. Donc, la digestion serait bouleversée par l'ingestion simultanée de protéines et glucides.

Calculer, additionner, diviser – vraiment ?

Alors, s'agit-il d'une nécessité pour une digestion efficace ou plutôt d'un vieux mythe persistant ? D'abord la vaste majorité des aliments contiennent des glucides et des protéines, et pourtant ils peuvent être correctement digérés. De plus, le corps ne s'occupe jamais d'une seule tâche à la fois, mais des milliers d'actions biochimiques s'effectuent simultanément à chaque instant. D'un point de vue chimique, il n'y a ni logique ni preuve scientifique d'un quelconque effet bénéfique des combinaisons alimentaires.

Une autre façon d'aborder le sujet des combinaisons alimentaires est le temps moyen de transit (mesuré en temps jusqu'à l'arrivée dans l'intestin grêle) des différentes familles d'aliments. En effet – ingérés séparément –, les fruits, par exemple, quittent l'estomac plus rapidement que les légumes. Les aliments riches en glucides (par exemple, les céréales, les patates douces…) passent plus rapidement que les aliments hautement protéiniques (légumineuses, graines et noix). Par conséquent, on peut imaginer qu'un mauvais mélange active une fermentation non désirée et crée d'autres substances biochimiques (par exemple, le soufre provoquant des flatulences). L'idée serait qu'un aliment rapide percute un aliment lent et impacte ainsi défavorablement la digestion. De cette idée, quatre principes de combinaisons alimentaires ont été déduits :
* manger des aliments hautement protéiniques et des aliments à dominance glucidiques en repas séparés ;
* manger des fruits seuls (entre deux repas ou avant le repas) et ne pas consommer de fruits doux (bananes, dattes…) avec des fruits acides (agrumes, fraises, kiwi…) ;

- toujours manger les melons seuls (car le temps de métabolisme est très rapide) ;
- manger fruits et légumes séparément (exceptions : avocats, oignon, ail et herbes aromatiques).

Faut-il suivre ces règles pour améliorer le transit et le bien-être digestif ? Aujourd'hui, il n'y a pas de preuves scientifiques sérieuses qui prouvent la pertinence de ces principes de combinaisons alimentaires liées au temps de transit d'un aliment. Cela dit, en l'absence d'études sur le sujet, la science n'a pas non plus discrédité cette théorie. Ainsi, le meilleur juge est soi-même.

Le 100 % alimentation crue ?
À chacun de trouver son rythme

Une autre question fréquemment posée aux crudivores concerne le degré d'intégration de l'alimentation crue. On entend : « Je mange cru à 100 % », « *raw foodie* à 80 % », « 50-50 » ou encore « 70 % *raw food* en été, moins en hiver ». Soyons clairs, ces différents degrés n'ont aucun sens. L'alimentation crue n'est pas un concours à gagner (sauf *contre* la maladie et *pour* un excellent état de santé) ! De plus, manger « 100 % cru » ne dit toujours rien sur l'équilibre nutritionnel. On peut vouloir vivre uniquement de purée d'amandes crues, de barres énergétiques crues et de jus de fruits crus… Au regard des différents types d'aliments crus que certains consomment, il serait plus judicieux pour leur équilibre nutritionnel de consommer des aliments végétaux cuits plutôt que d'exploser les compteurs d'ingrédients trop gras, trop sucrés et trop transformés.

Chacun doit trouver la juste place à donner à la *raw food* dans son alimentation. Et cette importance peut changer dans le temps, ce qui est notamment vrai quand on suit une transformation par étapes. On observe fréquemment une posture de supériorité parmi les crudivores confirmés, qui se traduit souvent chez l'autre en un sentiment de culpabilité (plus ou moins conscient). Rappelons que l'alimentation est d'abord un choix personnel.

Oser la « super-santé »

S'occuper de sa santé, mieux comprendre le lien entre nutrition et santé et mettre en question les mythes alimentaires, ses propres croyances et comportements est primordial. Ce n'est pas toujours facile, parfois cela relève même d'un grand défi. Pourtant, c'est une condition *sine qua non* pour arriver à faire des choix conscients. Manger autrement n'est pas juste un acte ponctuel, mais une attitude à mener en continu et à adapter en fonction des nouvelles connaissances et expériences personnelles.

À NOTER

Ne pas se forcer à « obtenir » un pourcentage précis d'alimentation crue !

Plus on intègre du cru de façon équilibrée, plus on maximise son potentiel de santé et de vitalité.

Donc chacun suit son rythme individuel dans l'adoption de l'alimentation crue. Manger cru et végan de « façon rigoureuse à 100 % » offre un potentiel énorme de guérison de « maladies de *lifestyle* et d'abondance ». C'est à chacun de devenir responsable de ses propres choix (s'exposer à plus ou moins de risques de santé, chercher plus ou moins d'amélioration de maladies chroniques, accepter plus ou moins le besoin de prise de médicaments pour gérer des symptômes…). Le rythme de transformation – aussi lent soit-il – est à respecter à la condition suivante : être conscient d'un mental créateur de mauvaises excuses (le marchandage émotionnel intérieur) qui peut facilement amener aux choix néfastes pour l'organisme.

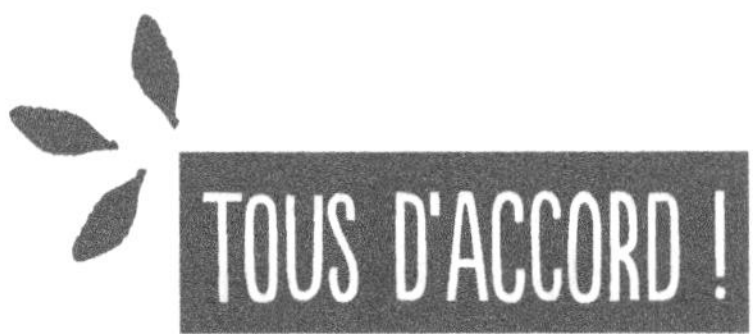

Une alimentation saine induit :

- la consommation de beaucoup plus de légumes et fruits ;
- d'au moins réduire la consommation de viande ;
- de favoriser les produits frais sur les plats transformés ;
- une vigilance sur les produits laitiers, le sucre raffiné et d'autres ingrédients transformés (farine blanche, gras trans...).

Chacun est son libre arbitre

Face à l'alimentation crue – motivée par une nutrition saine et équilibrée –, d'autoproclamés experts en nutrition se prononcent souvent avec véhémence : « grands risques de carence dans la durée », « ce n'est pas équilibré », « c'est trop extrême » ou encore « moi, je mange déjà équilibré ». Alors, 100 %, 80 %, 50 %, 25 % *raw food* – ou pas d'alimentation crue du tout ? À chacun de trouver son mode de fonctionnement. Cela comprend aussi le courage et la volonté de remettre en question la réalité imaginée de l'alimentation conventionnelle. Une chose est cependant certaine : le niveau de vitalité et de santé d'un crudivore mangeant équilibré est sans l'ombre d'un doute nettement supérieur à celui de la moyenne de la population.

Chapitre 8

ET QUAND ÇA NE MARCHE PAS ?

Il n'y a pas de doute sur la relation étroite entre une nutrition saine et équilibrée et un bon état de santé. De plus, une alimentation crue équilibrée permet de soutenir la guérison de nombreuses pathologies et de positivement influencer le bien-être physique et la vitalité. Cependant, cette « magie » durable fonctionne seulement si la nutrition crue et vivante est équilibrée. Bien sûr, cette notion d'équilibre est aussi importante dans n'importe quelle autre forme d'alimentation. Manger cru n'est pas plus complexe que manger de façon conventionnelle. Il ne s'agit que de devenir responsable de ses propres choix.

« Équilibré » en alimentation crue veut dire :

- *apport équilibré – suffisance, sans surconsommation – en macronutriments (glucides, protéines, lipides) ;*
- *abondance en micronutriments : varier les légumes, fruits et graines et graines germées ;*
- *rythme d'adoption de l'alimentation crue en respectant son propre corps et ses signes physiques ;*
- *intégration de la* raw food *en lien avec ses propres objectifs, besoins et envies ;*
- *(re)trouver de l'élan et du plaisir pour l'alimentation crue ; sinon investiguer les voix intérieures mentales et émotionnelles.*

Regarder ce qu'on mange, et non ce qu'on ne mange pas

Malheureusement, le terme « alimentation crue » (et également « végétarien » ou « végétalien ») induit surtout ce qu'on ne mange pas (viande, produits laitier, produits transformés, pain…). Il est donc important de regarder ce qu'on mange, afin de pouvoir comprendre si l'alimentation crue est saine et équilibrée ou pas.

Quand quelqu'un – après avoir expérimenté l'alimentation crue – dit : « ça ne marche pas pour moi », il est important de comprendre ce qui *précisément* ne marche pas pour lui. Généralement, il n'y a qu'une raison (ou élément bloquant). Le problème peut disparaître tout seul quand on prend soin de la cause et met en place des modifications adéquates.

Voici certaines difficultés qu'on peut rencontrer au début en adoptant l'alimentation crue, de possibles causes[1] et solutions :

Problème	Possibles causes et solutions
« J'ai un manque d'énergie »	Consommation de trop peu de calories Apport trop élevé en lipides
« Je pourrais m'endormir après le repas » (hyperglycémie)	Surconsommation de fruits et de jus sucrés
« Je suis fatigué (après un repas) »	Surconsommation de fruits et de jus sucrés Surconsommation de *junk food* crue Surconsommation de barres énergétiques Surconsommation de matières grasses Repas complexes (trop d'ingrédients) Repas trop riches en noix
« La *raw food* est trop riche et lourde pour moi »	Surconsommation de préparations à base de noix Consommation de plats trop complexes Consommation de trop de quantité
« J'ai des fringales »	Apport déséquilibré en nutriments Un manque en protéines ou glucides peut se manifester par des envies de chocolat et de sucreries
« J'ai tellement envie de manger de la viande »	Apport insuffisant de protéines
« J'ai très soif »	Surconsommation d'aliments déshydratés (crackers, tomates séchées...) Consommation de trop peu de légumes Manque d'apport en liquides
Fatigue musculaire lors d'un effort physique ou manque de force musculaire	Apport insuffisant de protéines (accumulé dans la durée)

→

---

1. Il ne s'agit en aucun cas d'une quelconque diagnose médicale, mais de possibles causes liées à une alimentation crue déséquilibrée.

Problème	Possibles causes et solutions
Symptômes détox (maux de têtes, douleurs articulaires...)	Adoption trop rapide de l'alimentation crue (par rapport à la constitution physique individuelle)
« Je n'ai pas le temps »	Préparation de plats trop complexes Revoir son point de référence (non pas le micro-ondes, mais faire la cuisine soi-même)
« La *raw food* est trop chère pour moi »	Achat de trop de produits crus « tout prêts » et transformés Achat d'ingrédients coûteux (noix de macadamia, fruits hors saison...) Comprendre ses priorités (alimentation, santé, bien-être physique, vêtements, loisir...)
« Je n'arrive pas à digérer... » « J'ai le ventre ballonné »	Plats trop complexes Vérifier les allergies alimentaires (noix, graines de lin...) et trouver des substituts
« J'ai la digestion perturbée »	Ralentir le rythme d'adoption de l'alimentation crue Donner le temps au corps de réapprendre graduellement la digestion de la fibre Intégrer les aliments très fibreux progressivement (par exemple chou kale, brocoli...) Consommer des smoothies (fibre « prémastiquée ») Bien mastiquer (habitude perdue en consommant les aliments cuits)
« Je n'ai plus envie de continuer à manger cru »	Transition trop rapide Résistances émotionnelles ou mentales Influence et/ou commentaires négatifs de l'environnement
« Impossible quand j'invite des amis »	Préparation d'un repas cru gourmet Besoin d'un peu d'anticipation (trempage de graines + germination ; fermentation pour pâte à tartiner...)

Problème	Possibles causes et solutions
« Je fais comment pour les dîners professionnels, entre amis… ? »	Croyances parfois limitantes (« une demande spécifique ne se fait pas »…) Revoir ses idées fixes (« tout le monde doit manger pareil » *versus* le plaisir de convivialité) Faire consciemment une exception

33 RECETTES INSPIRANTES

es recettes ont été délibérément choisies pour une première
immersion dans le monde goûteux et varié de l'alimentation
crue. Ces différentes propositions permettent la familiarisation
avec diverses techniques de la cuisine crue. En tout cas, le plus
important reste des préparations fraîches et équilibrées, toujours
dans l'optique d'éviter de magner trop gras, trop riche et trop lourd.

Toutes les recettes peuvent être modifiées en fonction des
disponibilités d'ingrédients (remplacer des légumes par d'autres
légumes, des noix par des amandes...), des préférences personnelles,
de l'envie d'oser et de la curiosité pour découvrir des sensations
nouvelles.

PETITS DÉJEUNERS

Jus vert « Good morning »

Ingrédients (pour 2 grands verres)	Ustensile	Temps de préparation
1 concombre moyen 1 poignée de légumes verts à feuilles (chou vert, épinard…) 1 ou 2 branches de céleri ½ bouquet de persil 1 citron pelé 1 petite pomme 1 morceau de gingembre 1 petit morceau de curcuma	Extracteur de jus	5 à 10 min (extraction) 5 à 10 min (nettoyage de l'extracteur)

Préparation

- Laver les légumes.
- Placer les ingrédients un à un dans l'extracteur. Mélanger le jus et le consommer rapidement. Garder au réfrigérateur (si vraiment nécessaire) pas plus de 24 heures.

Astuces

- Alimenter l'extracteur en alternant ingrédients fermes et souples pour un meilleur passage de la pulpe.
- Limiter l'apport en sucres rapides en utilisant un seul fruit.

Alternatives

- Remplacer la pomme par une poire, une carotte, une betterave ou un pamplemousse.
- Ajout de jeunes pousses de tournesol, radis noir, fenouil, tige de brocoli, chou-rave...

 **Smoothie « Yogi Agnès »**

Ingrédients (pour 2 grands verres)	Ustensile	Temps de préparation
1 banane 1 grande poignée de mâche 4 cuillères à soupe de graines de chanvre 1 verre de boisson végétale (idéalement faite maison) 1 datte ou du stévia (optionnel) Eau	Blender puissant	5 min (mixage)

Préparation

- Mixer tous les ingrédients dans un blender puissant. Ajout d'autant d'eau pour obtenir la texture souhaitée.
- Garder au réfrigérateur, idéalement ne pas dépasser 24 heures.

Astuces

- Il n'est pas nécessaire de faire marcher la machine longtemps. Dans un blender puissant 15 à 30 secondes suffissent largement.
- Ne pas boire le smoothie, sinon le déguster cuillère par cuillère.

Alternatives

- Remplacer la mâche par d'autres légumes verts à feuilles.
- Remplacer la banane par la chair d'une petite mangue.
- Ajout de quelques feuilles de menthe fraîche.

 **Lait d'amande classique (alternative végétale au lait)**

Ingrédients (pour env. 600 ml)	Ustensiles	Temps de préparation
1 grande poignée d'amandes crues ~ 500 à 700 ml d'eau	Blender puissant Sac à lait (ou coton à fromage, étamine, passoire très fine)	12 à 24 heures (trempage) 10 min (préparation)

Préparation

- Faire tremper les amandes de 12 à 24 heures, idéalement changer l'eau de trempage après 12 heures. Les rincer, les émonder et jeter les enveloppes.
- Mixer les amandes avec l'eau dans un blender puissant.
- Filtrer le lait à l'aide d'un sac à lait.
- Se conserve au réfrigérateur pendant 2 ou 3 jours.

Astuces

- Varier la quantité d'eau pour obtenir la texture souhaitée, plus ou moins liquide.
- Garder la pulpe d'amandes pour d'autres utilisations : farine (si séchée), base pour crackers, cookies, gâteaux...

Alternatives

- Remplacer les amandes par des noix (noix, cashew, macadamia, noix de pécan, noix de brésil, noisettes). Les tremper (sauf noisettes) préalablement pendant 12 heures.
- S'y prêtent également les graines de chanvre décortiquées ou graines de tournesol/courge trempées.
- Parfumer le lait : sucré (1 ou 2 dattes ou stévia), fruité (banane, fraises...), caramélisé (poudre de caroube), chocolaté (poudre de

cacao cru). Ajout de ces ingrédients optionnels toujours *après* le filtrage et remixer brièvement.

- Lait d'amande chaï (cannelle, cardamome, clous de girofle, gingembre, muscade, anis…). Ajout d'épices *avant* le filtrage au moment du mixage des amandes.

Crème végétale fermentée (alternative végétale au yaourt)

Ingrédients (pour env. 300 ml)	Ustensiles	Temps de préparation
1 grande poignée de graines (de tournesol trempées ou chanvre) 5 ou 6 capsules de probiotiques (compléments alimentaires) 1 peu de jus de citron (optionnel) ~ 500 à 700 ml d'eau	Blender puissant Sac à lait (ou coton à fromage, étamine, passoire très fine)	5 à 10 min (préparation) 24 heures (temps de pose)

Préparation

- Faire tremper les graines de 8 à 12 heures. Les rincer et les mixer avec l'eau dans un blender puissant afin d'obtenir une préparation onctueuse. La filtrer à l'aide d'un sac à lait.
- Laisser poser pendant environ 12 heures à température ambiante, puis encore 12 heures au réfrigérateur. Lors de ce temps de pose, la crème fermentée se sépare au-dessus du liquide.
- Écumer la crème et la conserver au réfrigérateur 2 ou 3 jours.

Astuce

- Garder la pulpe pour d'autres utilisations : pâtés salés, falafels…

Alternatives

- Remplacer les graines par des noix, pour un résultat plus crémeux et au goût de noisette.

- La recette peut se réaliser également à base de chair de jeune noix de coco.

Granola « Croque la vie »

Ingrédients (pour ~ 1 kg)	Ustensiles	Temps de préparation
1 poignée d'amandes trempées et émondées 1 poignée de sarrasin trempé et germé (2 jours) 2 poignées de noix trempées au choix (noix, noix de pécan, noix de Brésil...) ½ poignée de graines de tournesol trempées 3 ou 4 pommes 5 à 10 dattes moelleuses 4 ou 5 cuillères à soupe de flocons de noix de coco (optionnel) Vanille Cannelle	Robot avec lame en S Déshydrateur	12 heures (trempage) 30 min (préparation) 16 à 24 heures (déshydratation)

Préparation

- Mixer les dattes (avec un peu d'eau si elles sont trop sèches) pour obtenir une purée, qui agira comme liant. Laver et râper les pommes.
- Rincer les noix et graines. Les broyer grossièrement dans le robot avec lame en S.
- Mixer tous les ingrédients dans un bol et assaisonner selon les envies.
- Déshydrater complètement. Séchage dans le déshydrateur : pour les premières heures placer la préparation sur les feuilles Teflex, ensuite tourner le granola et enlever les feuilles pour un séchage plus rapide.

- Peut se garder dans une boîte hermétique pendant quelques semaines (sous condition que le granola soit entièrement sec, sinon durée de conservation plus courte).

Astuces

- Expérimenter avec différents ratios de graines et de noix.
- Le granola se mange tout seul (en-cas) ou avec une boisson végétale comme un muesli.
- La recette se double ou se triple facilement.

Alternatives

- Ajout de fruits secs : baies de goji, baies de canneberge…

Confiture de framboises « Surprise »

Ingrédients (pour 250 g)	Ustensile	Temps de préparation
250 g de framboises 1 ou 2 dattes moelleuses Jus d'un ½ citron vert 2 ou 3 cuillères à soupe de graines de chia blanches Cannelle (optionnel)	Blender puissant	5 min (mixage) 20 à 30 min (temps de pose)

Préparation

- Mixer les framboises avec les dattes, le jus de citron et la cannelle.
- Dans un bol, incorporer les graines de chia et bien remuer.
- Se conserve au réfrigérateur 3 ou 4 jours.

Astuces

- La quantité de chia utilisée détermine la texture (plus ou moins ferme).
- Les graines de chia blanches peuvent parfaitement être remplacées par le chia gris.

Alternative

- La recette se réalise aussi bien avec d'autres fruits à petits pépins, comme les fraises, les mûres, le kiwi…

Pancakes à l'américaine

Ingrédients (pour 8 à 10 pancakes)	Ustensile	Temps de préparation
3 grandes bananes mûres 10 à 12 noix ou noix de pécan broyées 2 ou 3 cuillères à soupe de lin (ou de chia) finement broyé 1 tasse de myrtilles Cannelle Vanille	Blender puissant	10 à 15 min (préparation) 6 à 12 heures (déshydratation)

Préparation

- Dans un blender puissant broyer le lin (ou le chia) en farine.
- Écraser les bananes avec une fourchette.
- Dans un bol, mixer tous les ingrédients pour obtenir une pâte. Ajouter délicatement les myrtilles.
- Former des pancakes épais et les déshydrater de 4 à 10 heures en fonction de la texture souhaitée (plus ou moins moelleuse).
- Se conservent au réfrigérateur 2 ou 3 jours maximum.

Astuces

- Idéalement les servir tièdes directement sortis du déshydrateur avec des fruits et un peu de sirop d'agave par-dessus.
- Si besoin, réchauffer les pancakes au déshydrateur environ 30 min.

Alternatives

- Possibilité de supprimer ou réduire les noix de la recette, pour des pancakes plus moelleux et moins riches en gras.
- Alternative aux bananes : mélange de courgettes et pommes broyées.

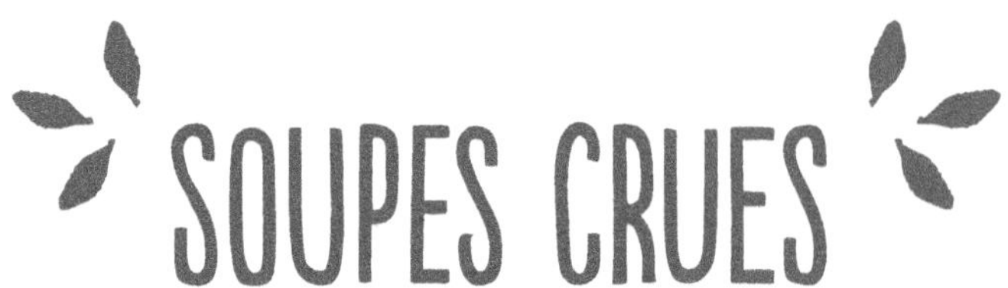

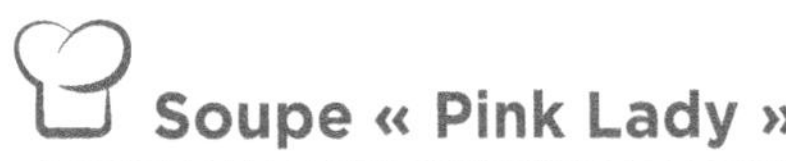
Soupe « Pink Lady »

Ingrédients (pour 4 personnes)	Ustensile	Temps de préparation
1 grande betterave crue 5 à 7 mandarines 1 petite tasse de noix de macadamia Jus de citron ou vinaigre Eau 1 ou 2 cuillères à soupe d'huile d'olive (optionnel) Sel (optionnel)	Blender puissant	5 à 10 min

Préparation

- Bien laver la betterave. Mixer tous les ingrédients afin d'obtenir une soupe à texture légèrement onctueuse. Ajuster l'assaisonnement.
- Idéalement laisser poser pendant quelques heures pour que les saveurs se marient bien.
- Se conserve au réfrigérateur 2 ou 3 jours.

Astuces

- Jouer avec le jus de citron (ou vinaigre) et la quantité des mandarines pour obtenir le juste goût sucré-acidulé.
- On peut légèrement chauffer une soupe crue en la mettant au déshydrateur à 45 °C pour une heure ou dans un bain-marie pendant quelques minutes.

- Rappel : cette soupe est riche en sucres rapides. Ne pas la consommer tous les jours.

Alternatives

- En dehors de la saison des mandarines, on peut – par exemple – utiliser des pêches.
- Remplacer les noix de macadamia par les graines de chanvre décortiquées, les noix de cashew trempées ou une boisson végétale.

Gaspacho « vite fait »

Ingrédients (pour 4 personnes)	Ustensile	Temps de préparation
1 poivron rouge 4 ou 5 tomates 5 tomates séchées (sans huile) 1 ou 2 cuillères à soupe de baies de goji 1 petite échalote 2 ou 3 cuillères à soupe d'huile d'olive 1 ou 2 cuillères à soupe de graines de chanvre décortiquées 2 ou 3 cuillères à soupe de vinaigre ou citron 1 branche de céleri (remplace le sel) Persil Poivre de Cayenne Eau	Blender puissant	5 à 10 min

Préparation

- Laver les légumes. Mixer tous les ingrédients dans un blender puissant. Ajuster l'assaisonnement.
- Bien réfrigérer avant de servir.
- Se conserve 2 ou 3 jours au réfrigérateur.

Astuce

- Pour transformer la soupe en plat plus copieux rajouter des cubes d'avocat juste avant de la servir.

Alternatives

- Pour plus de texture, on peut ajouter des légumes (poivron, tomate), coupés en petit cubes.
- Ajout de gingembre et/ou curcuma pour un goût plus oriental et prononcé.

 **Soupe « La carotte qui pique »**

Ingrédients (pour 4 personnes)	Ustensiles	Temps de préparation
2 bols de jus de carotte 2 grands avocats 1 cuillère à soupe de gingembre haché 1 gousse d'ail Jus d'un citron ~ 20 feuilles de basilic ~ 2 cuillères à soupe d'huile d'olive Poivre de Cayenne 5 feuilles de menthe (optionnel)	Extracteur de jus Blender puissant	10 min (extraction du jus de carotte) 5 à 10 min (préparation)

Préparation

- Mixer tous les ingrédients dans un blender puissant. Ajuster l'assaisonnement.
- Se conserve au réfrigérateur 2 ou 3 jours.

Astuces

- On peut légèrement chauffer une soupe crue en la mettant au déshydrateur à 45 °C pour une heure ou dans un bain-marie pendant quelques minutes.
- Utiliser la pulpe de carotte dans d'autres préparations (pâté végétal, gâteau aux carottes...).

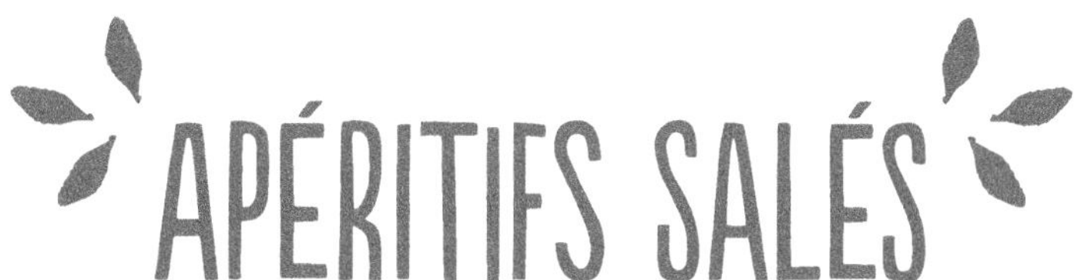

Taboulé cru « Beyrouth »

Ingrédients (pour 4 personnes)	Ustensile	Temps de préparation
1 grand chou-fleur cru 2 ou 3 tomates moyennes 1 petit concombre 1 oignon rouge moyen 2 ou 3 bouquets de persil plat (ou frisé) 1 bouquet de coriandre (optionnel) Menthe fraîche (optionnel) Jus de citron Huile d'olive Sel Poivre	Robot avec lame en S	20 à 30 min

Préparation

- Laver les légumes.
- Couper les fleurettes et les petites branches (sans le tronc) du chou-fleur. Les broyer dans le robot afin d'obtenir une texture fine et granuleuse.
- Enlever les pépins des tomates. Couper le concombre, l'oignon et les tomates en petits cubes. Hacher les herbes.
- Mélanger tout et assaisonner avec le jus de citron, l'huile, le sel et le poivre.
- Réfrigérer. Se conserve 2 ou 3 jours.

Astuce

• Laisser poser au moins une heure au réfrigérateur avant de servir.

Alternative

• Remplacer l'oignon rouge par les oignons verts.

 **Galettes crues « Veggie burger »**

Ingrédients (pour 6 à 8 galettes)	Ustensiles	Temps de préparation
1 grande courgette 1 carotte 1 barquette de champignons 1 petit oignon 10 à 12 olives noires 3 à 5 cuillères à soupe de graines de courge 3 à 5 cuillères à soupe de graines de lin 1 branche de céleri (remplace le sel) 1 cuillère à soupe d'huile d'olive 1 cuillère à soupe de miso (ou de tamari) Poivre (optionnel)	Blender puissant Robot avec lame en S	20 à 30 min (préparation) 12 à 24 heures (déshydratation)

Préparation

• Broyer les graines de lin en farine. Broyer les graines de courge plutôt finement.

• Laver les courgettes et carottes et les râper.

• Hacher l'oignon et les olives finement, hacher les champions plus grossièrement.

• Mélanger tous les ingrédients et assaisonner.

• Former des galettes et les placer sur les plateaux du déshydrateur. Laisser sécher de 12 à 16 heures (enlever les feuilles Teflex après quelques heures pour accélérer le séchage) pour une texture ferme à l'extérieur et douce à l'intérieur. Faire sécher plus longtemps, si nécessaire.

- Se conservent au réfrigérateur quelques jours.

Astuces

- En absence d'un déshydrateur, le séchage est possible au four à la plus basse température et porte entrouverte (attention : consommation d'énergie).
- Attention à l'assaisonnement : les saveurs s'intensifient lors de la déshydratation.
- Le temps de déshydratation se prolonge en fonction de l'épaisseur de la galette.
- Idéalement les galettes sont servies encore tièdes, directement sorties du déshydrateur. Sinon les remettre au déshydrateur 45 minutes.

Alternatives

- D'autres restes de légumes (tronc de brocoli...) peuvent également être incorporés dans la pâte et ainsi utilisés.
- Les graines de chia peuvent remplacer les graines de lin.

Pâté « La vie en rose »

Ingrédients (pour 6 personnes)	Ustensile	Temps de préparation
2 tasses de graines de tournesol trempées 3 ou 4 cuillères à soupe de graines de chanvre 1 grande betterave crue 1 petit brocoli 5 cuillères à soupe d'algues rouge dulse 1 petit bouquet de persil 1 branche de céleri (remplace le sel) ½ cuillère à soupe de miso (optionnel) Vinaigre (ou jus de citron) Huile d'olive Eau (optionnel)	Robot avec lame en S	15 à 20 min

Préparation

- Laver les légumes et rincer les graines de tournesol.
- Broyer la betterave crue, les fleurettes de brocoli et le céleri. Rajouter graduellement les autres ingrédients, commençant par les graines de tournesol. Broyer jusqu'à obtenir une texture granuleuse et compacte. Assaisonner selon envies.
- Se conserve au réfrigérateur 3 ou 4 jours.

Astuce

- Utiliser le pâté comme dip ou pour remplacer le riz dans les makis ou encore pour fabriquer des rouleaux de printemps crus (par exemple, feuilles de salades + légumes + graines germées).

Alternatives

- Changer la couleur du pâté en utilisant la betterave jaune ou blanche.
- Remplacer le brocoli par des fleurettes de chou-fleur.

- Remplacer le persil par d'autres herbes, comme la coriandre, la ciboulette ou la livèche.
- Ajout de lentilles germées.

« Faux-mage » cru fermenté (alternative végétale au fromage)

Ingrédients (pour 4 à 6 personnes)	Ustensiles	Temps de préparation
400 g d'amandes trempées 5 ou 6 capsules de probiotiques (compléments alimentaires) Jus d'un demi-citron Sel (optionnel) Herbes aromatiques (optionnel) ~ 400 à 500 ml d'eau	Blender puissant Passoire fine Sac à lait (ou coton à fromage) Déshydrateur (optionnel)	5 à 10 min (préparation) 1 à 3 jours (temps de pose)

Préparation

- Rincer et émonder les amandes. Les mixer dans un blender puissant avec l'eau et le jus de citron pour obtenir une crème ferme et dense (le moins liquide possible). Ouvrir les capsules de probiotiques et ajouter la poudre. Remuer.
- Mettre la préparation dans un sac à lait pour enlever un maximum de liquide. Ensuite, mettre la pâte dans une passoire fine, la poser au-dessus d'un égouttoir (un grand bol) et poser un poids lourd (une pressure continue pour faire sortir du liquide).
- Garder 24 à 36 heures à température ambiante.
- Mettre au réfrigérateur 1 à 3 jours. La fermentation continue grâce aux probiotiques. Elle va progressivement impacter le goût : plus prononcé et acidulé.

Astuces

- Possibilité d'ajouter des herbes aromatiques hachées après le temps de pose à température ambiante : mixer le « faux-mage » avec les herbes dans un bol, puis le mettre au frais pour la suite de la fermentation.
- Après 2 ou 3 jours de pose, il est possible de former des petites galettes et de les placer dans le déshydrateur pour la formation d'une légère croûte (quelques heures de séchage).

Alternative

- Cette préparation fermentée se prépare également à base de noix (par exemple cashew, macadamia) ou de graines (tournesol, courge).

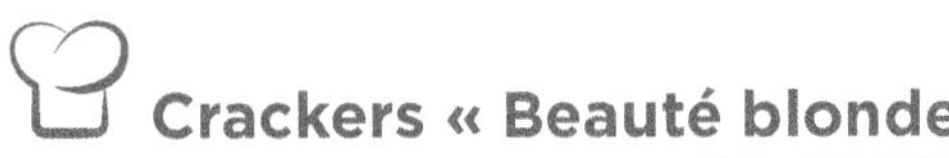 ## Crackers « Beauté blonde »

Ingrédients (pour ~ 30 petits crackers)	Ustensile	Temps de préparation
3 ou 4 tasses de graines de tournesol trempées ~ 2 poignées de tomates séchées (sans huile) réhydratées *Ratio en poids* : 75 % tournesol / 25 % tomates séchées	Hachoir manuel (ou extracteur de jus avec tamis d'homogénéisation)	30 à 45 min (préparation) 12 à 24 heures (déshydratation)

Préparation

- Rincer les graines de tournesol. Passer les graines et les tomates réhydratées par le hachoir pour obtenir une pate lisse et homogène.
- Dans un bol, bien mixer la pâte. Si besoin, ajouter un peu d'eau de trempage des tomates séchées.
- Former des cookies à l'aide d'une cuillère boule-à-glace et d'une cuillère à soupe pour les aplatir. Ensuite les déshydrater pendant

12 à 24 heures (retirer les feuilles Teflex après quelques heures pour accélérer le temps de séchage).

- Complètement secs, ils se conservent dans une boîte hermétique quelques semaines.

Astuces

- Plus la déshydratation est courte, plus les crackers sortiront moelleux et juteux. Par contre, ils se conservent moins longtemps.
- Pas besoin d'ajouter du sel ou des branches de céleri. Le sel des tomates séchées est largement suffisant.

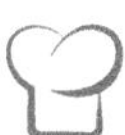 **Crackers croustillants**

Ingrédients (pour ~ 500 g)	Ustensiles	Temps de préparation
250 g de graines de courge trempées 2 ou 3 grandes courgettes 1 grand fenouil 2 tasses de graines de chia 1 ou 2 branches de céleri (remplacent le sel) Poivre de Cayenne (optionnel) ½ cuillère à soupe de miso (optionnel)	Robot avec lame en S Déshydrateur	20 à 30 min (préparation) 16 à 24 heures (déshydratation)

Préparation

- Tremper les graines de chia 30 à 45 minutes pour faire émerger les mucilages (qui donnent l'effet croustillant des crackers).
- Rincer les graines de courge et laver les légumes. Couper les branches de céleri finement ; le fenouil et les courgettes grossièrement.
- Broyer d'abord les graines de courge, ajouter progressivement les légumes. Ensuite, incorporer les graines de chia pour obtenir une pâte moelleuse et ferme (plus elle est dense, plus courte sera le temps de déshydratation).

- Étaler la préparation (3 ou 4 mm d'épaisseur) sur des plateaux et déshydrater pendant 16 à 24 heures. Apres environ 8 heures, retirer les feuilles Teflex pour accélérer le temps de séchage.
- Se gardent (si bien secs) dans une boîte hermétique pendant quelques semaines.

Astuces

- La durée de déshydratation dépend de l'épaisseur souhaitée.
- Pour une texture plus lisse : remplacer les graines de chia entières trempées par les graines de chia moulues en farine et directement incorporées dans la préparation.
- Pour une texture très lisse : remplacer le robot par un blender puissant. Dans ce cas, commencer par les ingrédients humides (farine de chia remuée dans l'eau, légumes), puis incorporer progressivement les graines de courge.
- Ajouter des herbes aromatiques fraîches ? Si oui, mieux vaut les broyer ou hacher très finement.

Alternatives

- Remplacer les graines de chia par des graines de lin dorées ou brunes.
- Remplacer les graines de courge trempées par les graines de tournesol trempées ou la pulpe de graines ou de noix (reliquats de boissons végétales ou de crèmes fermentées).
- Parfumer les crackers : épices moulues, gingembre, anis...
- Autres combinaisons : graines de courge / tomates / épinard / graines de chia ou graines de tournesol / poivron rouge / poireaux / lin doré ou encore sarrasin / tomate / persil / gingembre / chia.

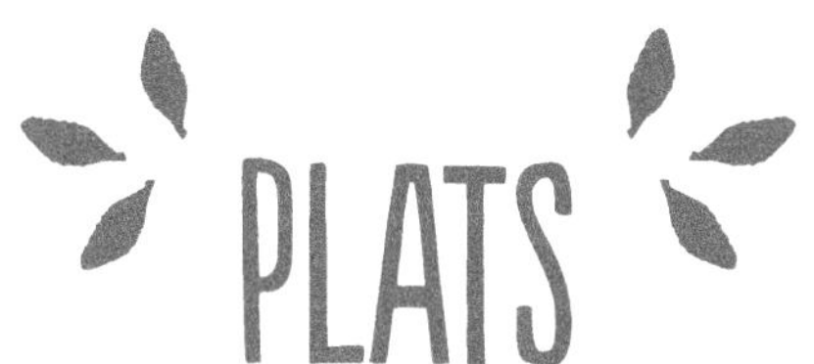

PLATS

Salade verte « Chou kale qui cale »

Ingrédients (pour 4 personnes comme plat)	Ustensiles	Temps de préparation
6 à 8 grandes feuilles de chou vert frisé (« chou kale ») 1 grand avocat mûr 1 grand brocoli cru 1 fenouil cru 1 courgette 2 grandes poignées de graines germées au choix (alfalfa, brocoli, radis, lentilles, pois chiches...) 1 tasse de jeunes pousses de tournesol 1 tasse de petits pois frais 5 cuillères à soupe de graines de chanvre 2 ou 3 cuillères à soupe de graines de courge Algues séchées ou fraîches Feuilles de coriandre Vinaigrette crémeuse « gourmet »	Couteau Râpe	15 à 25 min

Préparation

- Laver les légumes. Couper les feuilles de chou vert frisé en petites lamelles (enlever les troncs épais).

- Râper le fenouil, couper l'avocat en petits cubes. Détacher les fleurettes de brocoli et les couper en morceau. Couper la courgette en demi-rondelles.
- Faire réhydrater les algues (si séchées) ou laver et couper les algues fraîches ou encore utiliser les algues séchées en flocons.
- Mixer tous les ingrédients et incorporer la vinaigrette crémeuse. Mélanger bien.

Astuces

- Le chou vert frisé (« chou kale ») et le brocoli sont riches en fibres. À intégrer dans l'alimentation progressivement en cas d'un système digestif sensible.
- Utiliser le tronc de brocoli dans le jus vert le lendemain.
- Cette salade est très verte. Bien sûr, il est conseillé de manger des légumes de toutes les couleurs pour un équilibre nutritionnel.

Alternatives

- Hors saison du chou vert frisé peuvent s'utiliser : chou vert (ou rouge) râpé, chou chinois, épinards, sucrines et autres légumes verts à feuilles.
- Rajout d'autres ingrédients (exemples) : arilles de grenade, concombre en petits cubes, chou-fleur, chou-rave, tomates cerise, céleri branche...

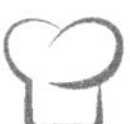 ## Salade de lentilles germées

Ingrédients (pour 2 à 4 personnes)	Ustensile	Temps de préparation
1 tasse de lentilles vertes germées 1 tasse de lentilles blondes ou brunes germées 1 tasse de lentilles beluga germées 1 tasse de lentilles corail germées 1 tasse de haricots mungo germés 1 tasse de pois chiches germés 1 grand avocat 1 petite pomme 6 ou 7 tomates séchées (dans l'huile) 4 ou 5 cuillères à soupe de graines de chanvre Persil haché Vinaigre ou jus de citron Huile d'olive Poivre Sel (optionnel)	Couteau	10 à 15 min

Préparation

- Rincer les lentilles germées.
- Couper finement les tomates séchées, couper l'avocat en petits cubes et râper la pomme.
- Mélanger tous les ingrédients et assaisonner selon l'envie.

Alternatives

- Ajout d'autres légumes au choix.
- Utilisation de la vinaigrette au choix.

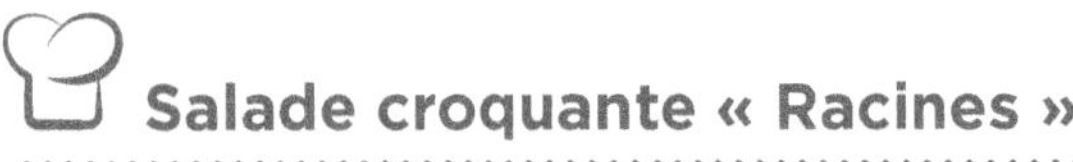

Salade croquante « Racines »

Ingrédients (pour 2 à 4 personnes)	Ustensiles	Temps de préparation
1 grande betterave crue 1 grande courgette crue 1 petite patate douce 1 grande poignée de graines germées (alfalfa, lentilles, pois chiches...) 1 grande poignée de haricots mungo germés 1 grande poignée de roquette 3 ou 4 cuillères à soupe de graines de tournesol ou de courge trempées Raifort frais Herbes aromatiques au choix ½ branche de céleri (remplace le sel) Vinaigre ou jus de citron Huile d'olive Poivre	Spiraliseur Blender puissant (ou petit mixeur)	15 à 25 min

Préparation

- Laver les légumes, rincer les graines germées.
- Spiraliser les légumes en spaghettis. Dans le blender puissant, préparer une vinaigrette avec le céleri, l'huile, le vinaigre et/ou le jus de citron, le poivre et les herbes. Assaisonner.
- Râper du raifort frais, mélanger tous les ingrédients et incorporer la vinaigrette.

Astuce

- Pour remplacer le raifort frais, utiliser du raifort en verre et l'incorporer dans la sauce.

Alternative

- Remplacer les légumes et les graines germées à volonté.

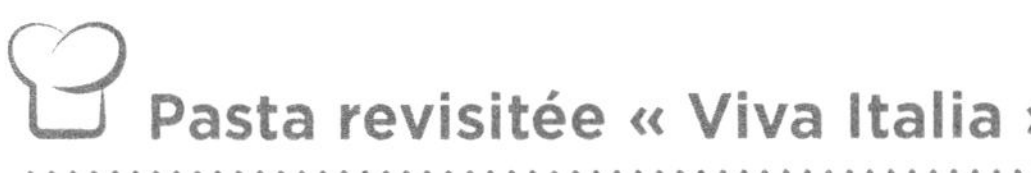

Pasta revisitée « Viva Italia »

Ingrédients (pour 2 personnes)	Ustensile	Temps de préparation
2 ou 3 grandes courgettes 1 carotte 1 avocat moyen 10 à 15 tomates cerise 2 cuillères à soupe d'algues hijiki déshydratées Persil ou coriandre Vinaigrette crémeuse « maison »	Spiraliseur	15 à 20 min

Préparation

- Laver les légumes.
- Réhydrater les algues hijiki (environ 15 minutes) dans un bol d'eau, rincer et égoutter.
- Éplucher les courgettes et la carotte. Spiraliser les courgettes et fabriquer des fettuccine de carotte.
- Hacher grossièrement les herbes.
- Mélanger tous les ingrédients avec la vinaigrette crémeuse « maison ». Ajuster l'assaisonnement si besoin, sachant que les courgettes absorbent toujours un peu de saveur.

Astuces

- Utiliser de courgettes fraîches et fermes. Les spiraliser au dernier moment avant de servir, pour éviter qu'elles ne laissent trop d'eau.
- Éplucher les courgettes n'est pas nécessaire, sauf si on souhaite des pâtes blanches.
- Fettuccine : prendre un simple éplucheur de légumes pour fabriquer des lames de légumes (carottes, radis, asperges...).

Alternatives

- D'autres légumes qui se prêtent pour la spiralisation : betterave, carotte, patate douche, chou-rave, radis et navets.

- Ajout de graines germées et de graines de chanvre à volonté.
- Dans le commerce spécialisé et sur Internet, on trouve des nouilles kelp *(kelp noodles),* produit légèrement transformé à base de l'algue kelp (pratique, texture ferme et goût neutre).

Ratatouille crue – Eh oui !

Ingrédients (pour 4 personnes)	Ustensiles	Temps de préparation
1 petite aubergine 3 ou 4 grandes tomates 6 à 8 tomates séchées 1 poivron rouge 2 courgettes moyennes 1 petite poignée d'olives noires crues 1 oignon 1 gousse d'ail 2 cuillères à soupe de persil haché 2 cuillères à soupe de basilic haché 1 cuillère à soupe d'origan haché (optionnel) 1 ou 2 cuillères à soupe de coriandre hachée (optionnel) 1 ou 2 cuillères à soupe de jus de citron Huile d'olive Sel Poivre de Cayenne	Blender puissant Déshydrateur	1 h (temps de pose) 1 à 2 h (déshydratation) 20 à 30 min (préparation)

Préparation

- Laver les légumes.
- Couper l'aubergine en petits cubes. La dégorger : saler et laisser poser pendant une heure (dans une passoire). Rincer et essorer délicatement.
- Couper les courgettes, 2 tomates (enlever les pépins), le poivron et l'oignon en cubes. Mélanger avec un peu d'huile d'olive. Placer sur

un plateau et mettre au déshydrateur pendant environ une heure (pour attendrir les légumes).

- Dans un blender puissant, préparer une sauce tomate avec 1 ou 2 tomates, 4 à 6 tomates séchées, huile, jus de citron, sel et poivre. Pas besoin que la sauce soit totalement lisse. Ajouter un peu d'eau si nécessaire.
- Couper les olives en très petits cubes et les tomates séchées restantes en petites lamelles.
- Assembler les légumes attendris, la sauce tomate, les olives, les tomates séchées et les herbes finement coupées. Ajuster l'assaisonnement, si besoin.
- Se garde au réfrigérateur 2 ou 3 jours.

Astuce

- La sauce tomate doit être plutôt compacte, car les autres légumes laisseront un peu d'eau de toute façon.

Falafels crus « 1001 nuits »

Ingrédients (pour env. 20 à 25 boules)	Ustensiles	Temps de préparation
300 g de graines de tournesol trempées 90 g de graines de tournesol sèches 2 carottes moyennes 2 branches de céleri 1 oignon moyen 1 bouquet de persil 1 bouquet de ciboulette (optionnel) ½ cuillère à soupe de miso 2 cuillères à soupe de vinaigre 1 gousse d'ail 1 ou 2 cuillères à soupe de sauce tamari (optionnel) 2 cuillères à soupe d'huile d'olive Poivre de Cayenne Sel (optionnel)	Blender puissant Robot avec lame en S Déshydrateur	30 à 40 min (préparation) 12 à 24 heures (déshydratation)

Préparation

- Broyer les graines de tournesol sèches en farine.
- Broyer les graines de tournesol trempées (texture fine et légèrement granuleuse).
- Laver les légumes. Râper les carottes, hacher le céleri et les herbes, couper finement l'oignon.
- Mélanger tous les ingrédients dans un bol afin d'obtenir une texture pâteuse ferme. Ajuster l'assaisonnement si besoin, sachant que les saveurs s'intensifient lors de la déshydratation.
- Former des boules et les placer sur les plateaux du déshydrateur. Laisser sécher pendant au moins 12 heures (enlever les feuilles Teflex après quelques heures pour accélérer le séchage) pour une texture ferme à l'extérieur et douce à l'intérieur.
- Se conservent au réfrigérateur pendant quelques jours.

Astuces

- En absence d'un déshydrateur, le séchage est possible au four à la plus basse température et porte entrouverte (attention : consommation d'énergie).
- Idéalement les falafels sont servis tièdes, directement sortis du déshydrateur. Sinon les remettre au déshydrateur 45 minutes.

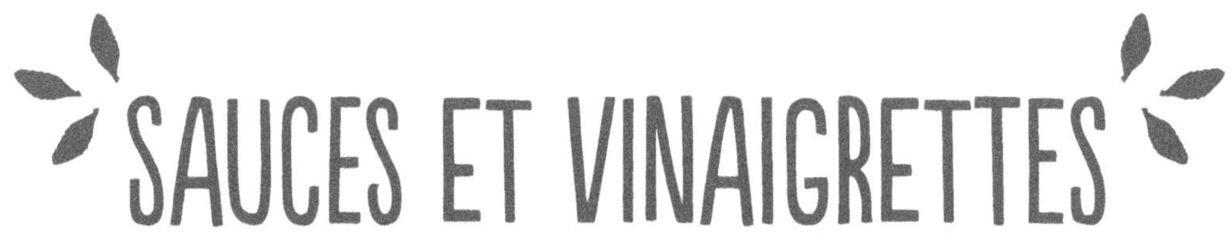

SAUCES ET VINAIGRETTES

Vinaigrette crémeuse « Gourmet »

Ingrédients (pour 2 ou 3 tasses)	Ustensile	Temps de préparation
2 poignées de noix de cashew crues 8 à 12 tomates séchées (sans huile) ½ ou 1 cuillère à soupe d'huile d'olive 2 ou 3 cuillères à soupe de flocons d'algues 3 à 5 cuillères à soupe de vinaigre 1 branche de céleri (optionnel) Eau	Blender puissant	2 heures (trempage) 5 à 10 min (préparation)

Préparation

- Tremper les noix de cashew pendant au moins une heure, puis les rincer.
- Mixer tous les ingrédients dans un blender puissant afin d'obtenir un texture parfaitement lisse.
- Ajuster l'assaisonnement si besoin.
- Se conserve au réfrigérateur 3 ou 4 jours.

Astuces

- Varier la quantité d'eau pour une texture plus ou moins liquide. La vinaigrette deviendra plus ferme ou crémeuse après quelques heures, car les tomates séchées absorbent du liquide.
- Viser un goût fort et bien aigre, car les légumes (salades, pâtes) vont en absorber une partie.

- La vinaigrette s'utilise pour des pâtes végétales, comme dip ou pour assaisonner des salades.

Alternatives

- Version maison « tous les jours », moins riche en matière grasse : remplacer les noix de cashew par 100 % graines de tournesol, par 50 % graines de tournesol / 50 % graines de chanvre ou encore par un mélange incluant noix de cashew / graines de tournesol / graines de chanvre.
- Rajout de persil ou de coriandre.
- Augmenter la quantité d'algues.

Vinaigrette rose « Grenade »

Ingrédients (pour 2 ou 3 tasses)	Ustensile	Temps de préparation
1 poignée de noix de macadamia ½ citron 1 petit morceau de gingembre (taille d'une petite noisette) ½ grenade 2 ou 3 oranges 2 ou 3 cuillères à soupe d'huile d'olive Sel 1 pincée de stévia (optionnel)	Blender puissant	30 à 60 min (trempage) 15 à 20 min (préparation)

Préparation

- Tremper les noix de macadamia. Les rincer.
- Presser les oranges pour obtenir un jus.
- Prélever les arilles de la grenade.
- Mixer tous les ingrédients dans un blender puissant pour une texture crémeuse. Ajuster l'assaisonnement si besoin.
- Se conserve au réfrigérateur 3 ou 4 jours.

Astuce

- Il y a différentes façons de prélever les arilles de la grenade : manuellement, en trempant la grenade dans de l'eau froide ou en tapotant la grenade avec une grande cuillère.

Alternatives

- Remplacer les noix de macadamia par les pignons de pin, les noix de cashew ou les graines de chanvre.
- Ajout de coriandre, menthe ou d'anis.

Dip crémeux à l'épinard « Popeye »

Ingrédients (pour 4 à 6 personnes)	Ustensiles	Temps de préparation
400 à 450 g d'épinards 4 ou 5 cuillères à soupe de graines de courge 3 ou 4 tomates séchées (sans huile) 1 petit bouquet de basilic 1 grande poignée de pignons de pin 1 citron 1 ou 2 gousses d'ail 1 branche de céleri (remplace le sel) Poivre de Cayenne Eau	Blender puissant Robot avec lame en S	15 à 20 min

Préparation

- Préparer une sauce épaisse dans le blender en mixant le basilic, les pignons de pin, le jus de citron, l'ail, le céleri, le poivre et un peu d'eau.
- Laver les feuilles d'épinard.
- Broyer les épinards et les graines de courge grossièrement. Ajouter les tomates séchées finement hachées à la sauce. Continuer à mixer

délicatement jusqu'à obtenir une préparation texturée. Assaisonner si nécessaire.

- Garder au réfrigérateur 3 ou 4 jours.

Astuce

- Si la préparation devient trop liquide, utiliser plus de graines de courge ou un peu de graines de chia.

Alternatives

- Remplacer les graines de courge par les graines de tournesol ou d'amandes trempées et émondées.
- Ajout de graines de chanvre ou de sésame.
- Ce dip se prépare aussi à base de petits pois.

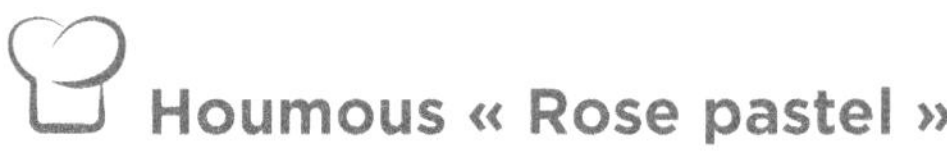

Houmous « Rose pastel »

Ingrédients (pour 4 à 6 personnes)	Ustensile	Temps de préparation
1 grande poignée de lentilles corail germées 1 carotte moyenne 2 ou 3 cuillères à soupe de purée de sésame Jus d'un citron 1 gousse d'ail ½ à 1 cuillère à soupe de pâte de miso Huile d'olive Cumin (optionnel) Sel (optionnel)	Blender puissant	10 à 15 min

Préparation

- Mixer tous les ingrédients dans un blender puissant jusqu'à obtention d'une texture lisse et onctueuse. Ajuster l'assaisonnement, si besoin.
- Se garde au réfrigérateur 3 ou 4 jours.

Astuce

- Ajout d'un peu d'eau, si la texture est trop ferme et dense.

Alternatives

- Houmous classique : ajout de pois chiches germés.
- Houmous mixte : mélanger lentilles corail germées et pois chiches germés.
- Ajout de quelques tomates séchées (sans huile) pour une texture plus ferme.
- Ajout d'une petite courgette épluchée pour une texture plus légère.

 **Houmous « Vert éternel »**

Ingrédients (pour 4 personnes)	Ustensile	Temps de préparation
3 poignées de petits pois frais 1 petite courgette 3 ou 4 cuillères à soupe de purée de sésame 1 bouquet de coriandre Jus de ½ citron 1 ou 2 gousses d'ail Huile d'olive Cumin Sel	Robot avec lame en S	10 à 15 min

Préparation

- Dans le robot, mixer tous les ingrédients (sauf la coriandre) jusqu'à obtenir une texture onctueuse et texturée.
- Couper finement la coriandre et l'incorporer manuellement à la fin.
- Se conserve au réfrigérateur 2 ou 3 jours.

Alternative

- Incorporer manuellement des oignons hachés, 1 tomate en petits cubes et des tomates séchées finement coupées.

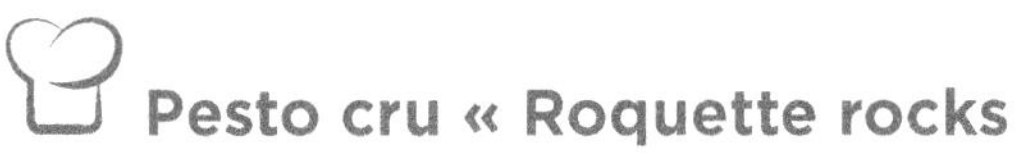

Pesto cru « Roquette rocks »

Ingrédients (pour 4 personnes)	Ustensiles	Temps de préparation
1 grande poignée d'amandes 1 grande poignée de roquette 2 ou 3 cuillères à soupe de graines de chanvre 2 gousses d'ail ½ citron 1 tasse de lait d'amande Huile d'olive Sel	Extracteur de jus Robot avec lame en S	12 à 24 heures (trempage) 15 à 20 min (préparation)

Préparation

- Faire tremper les amandes et les émonder.
- Mixer les amandes émondées et l'ail pour obtenir une poudre fine, puis ajouter la roquette et les graines de chanvre. Ajouter le jus de citron, le sel et 2 ou 3 cuillères à soupe d'huile d'olive.
- Version pâte à tartiner : ajouter le lait d'amande.
- Version sauce : ajouter le lait d'amande et 2 ou 3 cuillères à soupe d'huile d'olive supplémentaires.

Astuce

- En absence d'un extracteur de jus, remplacer le lait d'amande par une boisson de chanvre (mixer le chanvre avec de l'eau dans un blender puissant).

Alternative

- Remplacer la roquette par un mélange de pousses d'épinard et basilic.

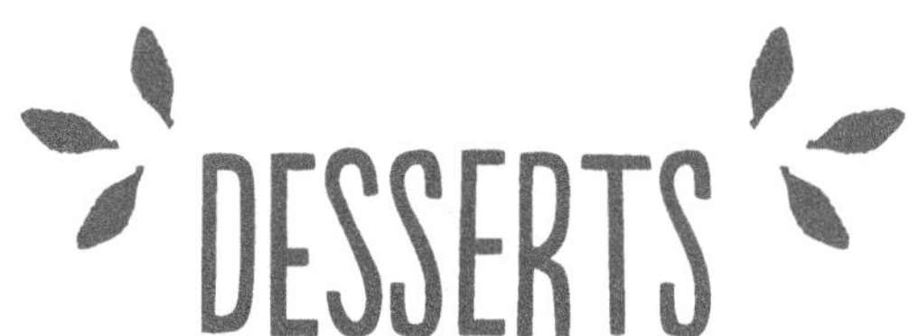

Gâteau à la caroube « Style cheese cake »

Ingrédients (pour 6 à 8 portions)	Ustensiles	Temps de préparation
Base 1 grande poignée de noix de Brésil 3 à 5 dattes moelleuses 1 pincée de cannelle 1 pincée de stévia (optionnel) Mousse 2 poignées de noix de cashew 4 ou 5 cuillères à soupe de poudre de caroube 1 ou 2 dattes moelleuses 1 pincée de stévia (optionnel) 1 pincée de vanille Eau 2 ou 3 cuillères à soupe d'huile de noix de coco	Robot avec lame en S Blender puissant Moule à tarte avec fond amovible	2 à 4 heures (trempage) 20 à 40 min (préparation)

Préparation

- Tremper les noix de cashew. Les rincer.
- *Pour la base* : broyer les noix de Brésil dans un robot multifonction, ajouter les autres ingrédients. Mixer rapidement.
- *Pour la mousse :* mixer tous les ingrédients (sauf l'huile de noix de coco) jusqu'à obtenir une texture onctueuse et ferme. Incorporer l'huile de noix de coco et mixer brièvement.

- *Réassemblage* : mettre la base dans un moule à tarte en le pressant légèrement vers le bas. Poser la mousse au-dessus.
- Réfrigérer pendant plusieurs heures pour que la mousse devienne solide.
- Se conserve au réfrigérateur 3 ou 4 jours.

Astuces

- Attention à ne pas trop mixer les noix pour la croûte (la base), sinon les huiles se séparent.
- Ajouter de l'eau dans la préparation de la mousse progressivement, pour éviter que la crème ne devienne trop liquide.

Alternatives

- Remplacer les noix de Brésil par d'autres noix : amandes émondées, noix, noisettes ou noix de pécan.
- Remplacer la poudre crue de caroube par la poudre crue de cacao ou encore un mélange des deux.
- Réduire la quantité de noix de cashew (donc baisser l'apport en matière grasse) en intégrant une banane.
- Intégrer manuellement des baies de goji dans la mousse.

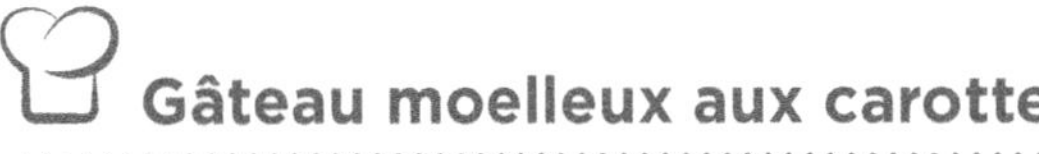

Gâteau moelleux aux carottes

Ingrédients (pour 6 à 8 portions)	Ustensiles	Temps de préparation
Pour le gâteau 2 poignées de noix 1 ou 1 ½ poignée de pulpe de carotte 2 à 4 dattes moelleuses 1 poignée de raisins moelleux 1 pincée de cannelle 1 pincée de vanille 1 pincée de sel (optionnel) *Pour le glaçage* 1 petite poignée de noix de cashew 1 ou 2 citrons 2 ou 3 cuillères à soupe de sirop d'agave clair 1 ou 2 cuillères à café de stévia ½ cuillère à soupe d'huile de noix de coco 1 pincée de vanille (Eau)	Extracteur de jus Robot avec lame en S Blender puissant Moule à tarte avec fond amovible	2 à 4 heures (trempage) 20 à 30 min (préparation)

Préparation

- Tremper les noix de cashew. Les rincer.
- *Pour le gâteau :* dans un robot avec lame en S, broyer d'abord les noix. Ajouter progressivement la pulpe de carottes, les dattes et les condiments pour obtenir une pâte texturée. Incorporer les raisins à la fin et pulser plusieurs fois. Ajuster l'assaisonnement, si besoin.
- *Pour le glaçage :* mixer tous les ingrédients dans un blender puissant afin d'obtenir une crème lisse et onctueuse (en ajoutant un peu d'eau si nécessaire pour faire tourner le blender). Ajouter l'huile de noix de coco à la fin et pulser brièvement.
- *Réassemblage* : mettre la pâte du gâteau dans une moule à tarte avec fond amovible et étaler le glaçage par-dessus.

- Réfrigérer pendant quelques heures pour faire durcir le glaçage.
- Se conserve au réfrigérateur 3 à 4 jours.

Astuces

- Utiliser le jus de carotte, par exemple, pour la soupe « La carotte qui pique ».
- Au lieu d'un grand moule, utiliser des petits moules individuels (taille cupcake).

Alternatives

- Remplacer les noix de pécan par les noix de Brésil, de cashew, de macadamia ou les pignons de pin.
- Ajouter 1 goutte d'huile essentielle de citron (pour intensifier le goût du glaçage) ou d'huile essentielle d'oranger.

Délice de chia surprenant

Ingrédients (pour 4 personnes)	Ustensile	Temps de préparation
1 banane moyenne 4 ou 5 cuillères à soupe de graines de chanvre 2 cuillères à soupe de noix de pécan 2 ou 3 cuillères à soupe de poudre de caroube 1 cuillère à soupe de farine de noix de coco (optionnel) 2 ou 3 dattes moelleuses Cannelle 1 pincée de stévia ~ 300 ml d'eau 4 à 6 cuillères à soupe de graines de chia 1 ou 2 cuillères à soupe de baies de goji (optionnel)	Blender puissant	5 à 10 min (préparation) 30 à 60 min (temps de pose)

Préparation

- Dans un blender puissant, préparer une boisson épaisse avec tous les ingrédients (sauf le chia et les baies).
- Incorporer manuellement les graines de chia et remuer bien. Le chia gonflera en absorbant du liquide, ce qui transforme la boisson en crème ferme.
- Ajouter les baies.
- Laisser poser au réfrigérateur environ une heure, pour que les baies s'attendrissent et le chia gonfle.
- Se conserve au réfrigérateur 2 ou 3 jours.

Astuces

- Peut se consommer au petit déjeuner.
- Ajouter les graines de chia progressivement en remuant bien la crème pour éviter la formation de paquets.

- Plus la boisson de base est ferme et plus on utilise de graines de chia, plus le résultat final aura l'aspect d'un pudding dense.

Alternatives

- Remplacer les noix de pécan par d'autres noix au choix, ou ne pas utiliser des noix du tout (moins gras).
- Pour une crème plus riche et dense, il est possible de remplacer la banane par plus de graines de chanvre/noix.
- Possibilité d'utiliser la chair d'une jeune noix de coco.
- Remplacer la poudre de caroube par la poudre de cacao cru.
- Remplacer les baies de goji par des raisins, baies de canneberge ou des mûres blanches.

 **Mousse au chocolat « La tradition »**

Ingrédients (pour 3 ou 4 personnes)	Ustensile	Temps de préparation
1 jeune noix de coco 1 poignée de noix de cashew trempées 3 ou 4 cuillères à soupe de graines de chanvre 3 ou 4 cuillères à soupe de poudre de cacao 3 ou 4 dattes moelleuses 2 cuillères à soupe d'huile de noix de coco Stévia 1 pincée de vanille 1 pincée de cannelle (optionnel) Eau	Blender puissant	2 à 6 heures (trempage) 10 à 15 min (préparation) 1 ou 2 heures (temps de pose)

Préparation

- Rincer les noix de cashew. Sortir la chair de la jeune noix de coco.
- Mixer tous les ingrédients (sauf l'huile de noix de coco) dans un blender puissant afin d'obtenir une crème lisse et onctueuse.

- Intégrer l'huile de noix de coco en pulsant quelques fois seulement.
- Réfrigérer quelques heures pour faire solidifier la mousse.
- Se garde au réfrigérateur de 2 à 3 jours.

Astuce

- Le choix de l'ingrédient de base a un impact sur la texture : 100 % noix (texture très dense, riche en calories) ; mélange noix + graines de chanvre (texture plus allégée) ; ajout de chair d'une jeune noix de coco (texture fine et légère) ; intégration de la pâte d'algue mousse d'Irlande (texture aérée et légère) ; ajout d'une petite banane (texture savoureuse).

Alternatives

- Remplacer les noix de cashew par les noix de macadamia.
- Ajout d'une petite banane pour alléger la texture.

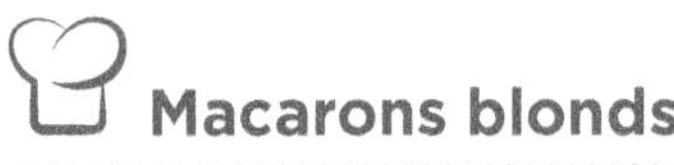 **Macarons blonds**

Ingrédients (pour 20 à 30 macarons)	Ustensiles	Temps de préparation
1 poignée de noix de macadamia non trempées 2 ou 3 tasses de flocons de noix de coco 3 ou 4 cuillères à soupe de sirop d'agave clair 1 ½ ou 2 cuillères à soupe d'huile de noix de coco Vanille 1 pincée de sel (Eau)	Blender puissant Robot avec lame en S Déshydrateur	15 à 20 min (préparation) 4 à 12 heures (déshydratation)

Préparation

- Dans un blender puissant, broyer les noix de macadamia en farine corsée.

- Mixer la farine de noix avec les flocons de coco. Ajouter progressivement les autres ingrédients. Si besoin, ajouter un peu d'eau pour une texture homogène. Incorporer délicatement l'huile de noix de coco.
- Former des cookies à l'aide d'une cuillère boule à glace, les poser sur des plateaux de déshydrateur et faire sécher.
- Les sortir quand l'extérieur est légèrement croustillant et l'intérieur encore humide.
- Se consomment tièdes ou se gardent dans une boîte hermétique de 3 à 4 jours.

Astuce

- Utiliser le glaçage du gâteau aux carottes pour coller 2 macarons ensemble.

Alternatives

- Remplacer les noix de macadamia par les noix de cashew ou des amandes trempées et émondées.
- Pour des macarons lisses, utiliser de la farine de coco.
- Ajouter de la poudre de caroube ou de cacao cru pour des macarons bruns.
- Ajouter du jus pour colorer les macarons : jus de betterave – couleur violette, jus de carotte – couleur orange foncé, jus d'épinard – couleur verte.
- Ajout de fèves de cacao concassées (« cacao nibs ») pour une texture croquante.

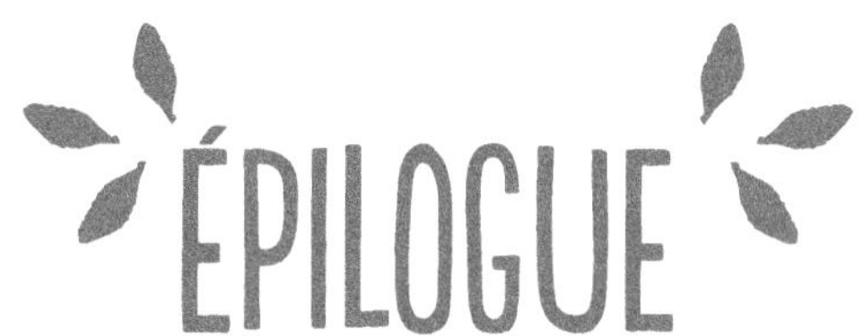

ÉPILOGUE

La décision de manger sainement, plus équilibré et de prendre soin de son corps ne commence pas avec une première action concrète, mais dès la prise de conscience ! L'idée qu'une autre relation avec la nourriture est possible et l'élan pour aller vers ce but constituent *la* condition préalable à tout changement. Cette mise en marche consciente – cette envie de se mettre en mouvement (c'est-à-dire d'au moins essayer de remettre en question ses anciennes croyances, d'aller vers une information non biaisée et de chercher du soutien et des points d'ancrage) – est le meilleur tremplin pour déjà parcourir une grande partie de la distance !

Quatre points cruciaux à conscientiser

1. **Le rôle premier de l'alimentation – oserait-on parler d'obsession ? – doit être la maximisation d'apport en nutriments.** Cela n'empêche évidemment pas d'autres fonctions agréables, comme la convivialité ou l'expérience sensorielle (texture, couleur, saveur). Manger – consciemment ou inconsciemment – pour calmer ou contrôler des émotions (solitude, tristesse, peur, colère…) peut « réussir » au niveau émotionnel, mais entraîne fréquemment d'autres soucis, comme des problèmes de santé et des addictions. Il y a bien d'autres approches plus constructives et non nuisibles pour gérer le stress émotionnel et psychique.

2. **La première personne responsable de votre santé est vous-même.** La transformation commence avec les choix et actes de chacun. Arrêtons de chercher le coupable du surpoids, les problèmes de santé, les maladies et la mauvaise alimentation ailleurs, en dehors de nous (« les gènes », « le destin », « la mauvaise chance », « l'environnement », « l'autre »). Il y a *toujours* une cause pour expliquer un effet. En ce qui concerne la santé et la vitalité physique, il y a très souvent un lien étroit et direct entre les anciens comportements et l'état physique actuel. Assumer ses choix, même mauvais, et incarner la responsabilité pour soi et ses actions est nécessaire pour changer de direction et aller vers la transformation et des choix justes.

3. **Le corps humain a une capacité d'autoguérison remarquable et un pouvoir de réversibilité sous-estimé.** Un grand nombre de maux (surpoids, douleurs, pathologies dermatologiques, problèmes digestifs...), même chroniques, peuvent être améliorés, traités ou disparaître grâce au changement du mode de vie, dont notamment l'alimentation. L'organisme réagit (très) vite et de façon visible, souvent plus immédiatement qu'imaginé. En même temps, du réalisme s'impose : quelques semaines de changement nutritionnel ne peuvent pas effacer toute une vie de choix alimentaires malsains et néfastes.

4. **La *raw food* ne se limite pas aux légumes râpés et aux fruits frais.** Bien au contraire, l'alimentation crue ouvre la porte à un univers de véritable plaisir, de recettes goûteuses et de diversité au niveau des goûts, des textures, des couleurs et des saveurs, et ce en suivant les principes d'un équilibre nutritionnel. Donc, intégrer du cru dans son alimentation quotidienne – plus ou moins fréquemment selon les décisions personnelles – n'a pas besoin d'être vécu dans la contrainte, la renonciation ou comme une punition. De toute façon, il s'agira toujours d'un choix individuel.

Survivre grâce à une alimentation synthétique ?

Sans aucun doute – globalement tout le monde est d'accord –, le mode de vie actuel (qui comprend, par exemple, la nutrition, l'insuffisance d'activités physiques, le stress mental et émotionnel, la pollution, l'environnement et l'ancrage spirituel) impacte défavorablement l'organisme humain. L'alimentation actuelle (trop transformée, « toute prête », trop grasse, trop sucrée) rend malade – souvent à petit feu. Ne devrait-on pas plutôt parler de « nourriture synthétique », tellement la vaste majorité de la population occidentale s'est éloignée de la consommation des ingrédients naturels dans leur état d'origine (c'est-à-dire non transformé et non conservé) ?

Le corps humain, avec sa puissance remarquable, arrive temporairement à plus ou moins bien camoufler les problèmes. L'homme « ne se sent pas si mal que ça » et « on ne meurt pas toujours tout de suite ». Donc, à première vue, il n'y pas beaucoup de motivation pour changer son alimentation. Pourtant, l'effet néfaste est bien réel. S'il ne conduira pas directement au surpoids, aux maladies diverses et autres maux, le corps se verra confronté de toute façon, par exemple, à une forme de fatigue, à l'apparition de cernes et à un manque de vitalité. Aujourd'hui, on survit, mais on est (rarement) en plein épanouissement physique.

D'ailleurs, il existe une hypothèse intéressante selon laquelle on survit aussi grâce aux convictions et aux croyances. Si ce sujet n'est pas encore bien exploré, la puissance de l'effet placebo (étudié et vérifié scientifiquement) laisse penser que les idées reçues sur la nourriture ont un impact sur l'organisme. Cela ne remet pas en question l'apport nutritionnel des chips et cookies contre celui des légumes frais. La conséquence *biologique* d'un comportement alimentaire malsain est évidente (carences, surpoids…). En revanche, une croyance positive (« cet aliment ne me fera pas de mal ») peut-elle adoucir les effets potentiellement néfastes ? De même, est-ce que l'impact positif de l'alimentation crue sur le corps sera moindre si « je ne crois pas vraiment que la *raw food* fonctionne sur moi » ? Ces questions restent sans réponses pour le moment.

Sans vouloir chercher de preuve scientifique – pourtant, des études pointent sans ambiguïté dans cette direction –, peut-on oser dire ce qui suit ? On aura du mal à trouver un crudivore mangeant équilibré (c'est-à-dire, entre autres, avec un bon apport équilibré en nutriments, une *junk food* crue limitée, une haute consommation de graines germées, de jeunes pousses et d'algues, une consommation adéquate de protéines), qui soit en mauvaise santé ! L'état physique sera meilleur que celui d'une personne lambda qui suit une alimentation dite « traditionnelle » ou « conventionnelle ».

Vouloir continuer à croire aux contes de fées

Quoi qu'il en soit, à l'époque des *fake news*, il est facile de continuer à croire aux mythes alimentaires et aux idées fausses. Les légumes et fruits, les graines et noix n'ont pas les mêmes lobbys puissants derrière eux comme les industries bovines, laitières et pharmaceutiques. En conséquence, une quelconque « révolution » alimentaire et prise de conscience sociétale ne pourront arriver qu'au travers de chacun.

Alors, pourquoi envisager de manger cru et végan ? Pourquoi intégrer plus d'aliments crus dans son quotidien ?
• Pour maximiser l'apport de nutriments bio-disponibles, digestes et assimilables.

- Pour réduire l'ingestion de substances sans intérêt nutritionnel, toxiques ou néfastes.
- Pour retrouver la santé ou atteindre son potentiel de bien-être physique et de vitalité.
- Pour une vie plus respectueuse de l'environnement (par exemple, moins de consommation d'eau, moins d'émissions de gaz à effet de serre...).
- Pour réduire l'effort digestif et minimiser l'effort énergétique pour le métabolisme de la nourriture.
- Finalement, parce que c'est délicieux !

Vers une nouvelle normalité !

Nous vivons dans un monde où des pilules et médicaments existent pour traiter presque tous les symptômes. C'est un monde dans lequel un pontage aorto-coronarien (intervention chirurgicale pour contourner une artère coronaire obstruée) est célébré comme « un avancement technique » et « une procédure standard ». Dans ce même monde, l'alimentation saine (qui justement aide à empêcher qu'une artère se bouche) – par exemple la *raw food* – est considérée « extrême » et « exagérée ». Sérieusement ?

Pour le moment, l'alimentation crue fait encore face à un monde qui cherche d'abord le *quick fix*, dans lequel les enjeux économiques de l'industrie agroalimentaire influencent le comportement des consommateurs. Un monde où l'on suit souvent aveuglement les recommandations nutritionnelles d'un médecin, « juste parce que lui ou elle doit forcément s'y connaître ». Un monde où les vieux mythes ne sont pas suffisamment remis en question et où le contact avec son propre corps et la sagesse intérieure ont été presque oubliés.

Aujourd'hui encore, l'alimentation crue (et plus globalement la réflexion sur une alimentation saine et équilibrée) se heurte à cette *réalité imaginée.* Dans ce monde, la majorité suit les croyances collectives et les fait ainsi persister. Donc, la place pour de nouvelles pensées à grande échelle – aussi en nutrition – se fera uniquement dans le temps au travers de chacun. Une nouvelle réalité imaginée émergera quand de nouvelles considérations, factuelles et modernes, remplaceront des traditions et des mythes du passé. Est-ce que ce mouvement plein d'espoir a déjà démarré ? Il semble que oui. Est-ce que ce changement de paradigme est pour demain ? Peut-être pas encore pour demain. Mais en tout cas il arrivera inévitablement.

> *« Le mental contredit toujours.*
> *La contradiction est sa véritable nature. »*
> Swami Prajnanpad

BIBLIOGRAPHIE ET WEBOGRAPHIE

Livres de recettes en français

- David Côté, *Les jus de crudessence. Élixirs de vitalité*, Éditions de l'Homme, 2014. *Les salades. Créations inspirées*, Éditions de l'Homme, 2014
- David Côté, Mathieu Gallant, *Crudessence. Plus de 180 recettes crues, croquantes et craquantes*, Éditions de l'Homme, 2011. *Les soupes. Saveurs de saison*, Éditions de l'Homme, 2013. *Les desserts. Saines gourmandises*, Éditions de l'Homme, 2013

Livres de recettes en anglais

- Terces Engelhart, *I Am Grateful – Recipes & Lifestyle of Café Gratitude*, North Atlantic Books, 2007
- Matthew Kenney, *Everyday Raw*, Éditions Gibbs Smith, 2008. *Entertaining in the raw*, Éditions Gibbs Smith, 2009. *Everyday Raw Desserts*, Éditions Gibbs Smith, 2010. *Everyday Raw Express: Recipes in 30 Minutes or Less*, Éditions Gibbs Smith, 2011. *Raw Chocolate*, Éditions Gibbs Smith, 2012. *Everyday Raw Gourmet*, Éditions Gibbs Smith, 2013. *Everyday Raw Detox*, Éditions Gibbs Smith, 2013. *Plant Food*, Éditions Gibbs Smith, 2014
- Matthew Kenney, Sarma Melngailis, *Raw food, Real World*, William Morrow Publications, 2005

- Megan May, *The Unbakery*, Murdoch Books, 2015
- Sarma Melngailis, *Get the Gow. Living Raw Food*, William Morrow Publications, 2009
- Matthew Rogers, Tiziana Alipo Tamborra, *Sweet Gratitude – A New World of Raw Desserts*, North Atlantic Books, 2008
- Cherie Soira, *Healthy Recipes for Heavenly Bodies*, Book Publishing Company, 2003

Livres sur la nutrition (en anglais)

- Brian Clement, *Food Is Medicine – The Scientific Evidence*, volume 1, Hippocrates Publications, 2012. *Food Is Medicine – Edible Plant Foods, Fruits and Spices from A to Z: Evidence for the Healing*, volume 2, Hippocrates Publications, 2013. *Food Is Medicine – Foods that Undermine your Health*, volume 3, Hippocrates Publications, 2014
- Brenda Davis, Vesanto Melino, *Becoming Raw – The Essential Guide to Raw Vegan Diets*, Book Publishing Company, 2010
  Discussion très factuelle et scientifique de l'alimentation crue.
- Viktoras Kulvinskas, *Survival into the 21st Century - Planetary Healers Guide*, Book Publishing Company, 2010
  Un classique d'un pionnier de l'alimentation crue (la première édition date de 1975).
- Susan Schenck, *The Live Food Factor – The Comprehensive Guide to the Ultimate Diet for Body, mind, Spirit & Planet*, Awakenings Publishing, 2008
  Vision très compète de l'alimentation crue, par contre dans un ton « militant ».
- Arshavir Ter Hovannessian, *Raw Eating*, Iran, 1967. Nouvelle impression : Editions Hallelujah Acres, 2000
  Un pionnier contemporain de l'alimentation crue.

Autres livres

- Bruce Lipton, *Biologie des croyances. Comment affranchir la puissance de la conscience, de la matière et des miracles*, Éditions Ariane, 2016
- Dr Christophe Massin, *Une vie en confiance – Dialogue sur la peur et autres folies*, Odile Jacob, 2016. *Souffrir ou aimer – Transformer l'émotion*, Odile Jacob, 2013
- Michael Singer, *L'âme délivrée*, Éditions ADA, 2014 et Éditions J'ai Lu, 2016. *The Surrender Experiment – My Journey into Life's Perfection*, Harmony Books, 2015 *(non traduit)*

Sites web

- www.keimling.de (vente d'aliments et d'ingrédients crus)
- www.hippocratesinst.org (centre renommé d'éducation en alimentation crue, contacter l'auteur pour des avantages & privilèges)
- www.thelifeco.com (centre de détox, contacter l'auteur pour des avantages & privilèges sur www.thevibrantfactory.com)
- http://ndb.nal.usda.gov (base de données de nutriments par aliment)
- http://nutritiondata.self.com (base de données de nutriments par aliment)
- www.youtube.com/watch?v=8lOhvS-xyrA (vidéo : « Si les animaux mangeaient du *fast food* »)

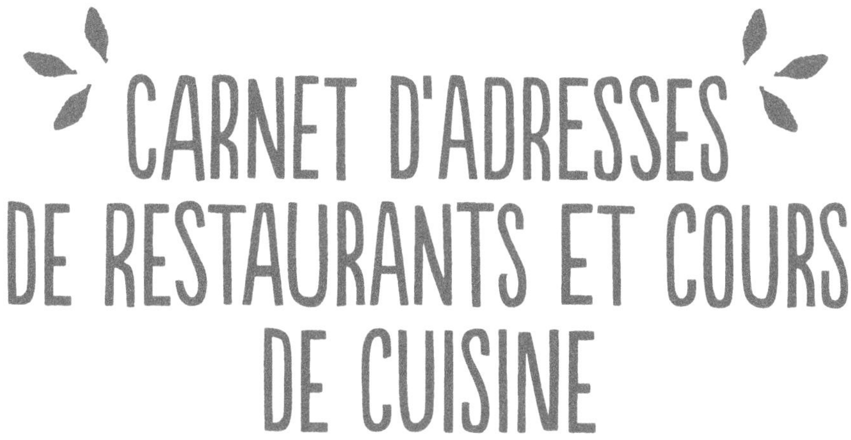

CARNET D'ADRESSES DE RESTAURANTS ET COURS DE CUISINE

Restaurants (exemples)

Barcelone : Petit Brot (www.petitbrot.com)

Berlin : Rawtastic (www.rawtastic.de)

Hong Kong : Mana (www.mana.hk)

Los Angeles : Âu Lac (www.aulac.com)

Madrid : Crucina (www.crucina.com)

Montréal : Rawesome (www.rawesome.ca)

New York : Quintessence (www.quintessencenyc.com)

Paris : 42 degrés (www.42degres.com)

San Francisco : Café Gratitude (www.cafegratitude.com)

Vienne : Simply Raw Bakery (www.simplyrawbakery.at)

Recherches sur Internet « *raw food* restaurant + ville » : Koko Green à Nice...

Cours de cuisine (exemples)

États-Unis : Living Light Culinary Institute (www.rawfoodchef.com)

Europe : The Vibrant Factory (www.thevibrantfactory.com)

Royaume-Uni : James Russell, cours en ligne (www.therawchef.com)

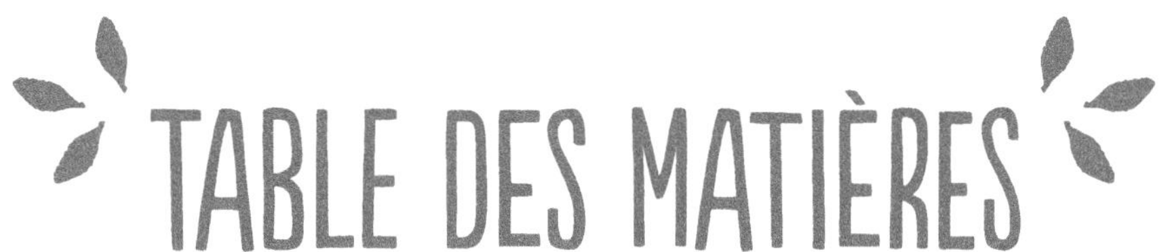

TABLE DES MATIÈRES

Dépôt légal : février 2019

Imprimé en Allemagne par BoD